# Stuhl-Tai-Chi für Senioren über 60

Ein 4-Wochen-Leitfaden mit täglich 10-minütigen Sitzübungen zur Verbesserung von Mobilität, Balance und geistiger Klarheit

Xian Ming

**Haftungsausschluss**

Dieses Buch dient ausschließlich allgemeinen Informations- und Bildungszwecken. Die in dieser Publikation enthaltenen Übungen und Anleitungen sind kein Ersatz für professionellen medizinischen Rat, Diagnose oder Behandlung. Konsultieren Sie stets Ihren Arzt oder einen qualifizierten Gesundheitsdienstleister, bevor Sie ein neues Übungsprogramm beginnen, insbesondere wenn Sie an einer vorbestehenden Erkrankung leiden oder kürzlich eine Verletzung oder Operation hatten.

Der Autor und der Verlag übernehmen keine Verantwortung für Verletzungen, Verluste oder Schäden, die durch die Verwendung oder Anwendung der in diesem Buch enthaltenen Informationen entstehen.

# Widmung

Für jeden Menschen, dem jemals gesagt wurde – durch Umstände, durch Schmerz oder durch die leise Stimme des Zweifels – dass sein Körper zu etwas Schönem nicht mehr fähig sei.

Er ist es.

Dieses Buch ist für den Schüler, der an einem Dienstagmorgen erschien, ohne zu wissen warum, und etwas fand, zu dem es sich lohnte zurückzukehren. Für die Hände, die am ersten Tag zitterten und sich in der vierten Woche stabilisierten. Für die Körper, die Jahrzehnte des Lebens getragen haben und noch jeden einzelnen Morgen wählen, sich weiterhin zu bewegen.

Und für jene, die jemanden genug liebten, um dieses Buch in ihre Hände zu legen.

Möge jede Seite Sie daran erinnern, dass Sanftheit keine Schwäche ist, dass Langsamkeit kein Versagen ist, und dass zehn stille Minuten, die Sie sich täglich schenken, zu den mutigsten Dingen gehören, die ein Mensch tun kann.

Dies ist für Sie.

# Inhaltsverzeichnis

# Einleitung: Zehn Minuten, die alles verändern können

Dieses Buch entstand so, wie die meisten nützlichen Dinge entstehen: in einem Raum voller Menschen, die etwas brauchten, das es in genau der richtigen Form noch nicht gab.

Es war ein Gemeinschaftszentrum. Elf Seniorinnen und Senioren zwischen 64 und 81 Jahren hatten sich für einen sanften Bewegungskurs angemeldet, mit unterschiedlichem Enthusiasmus und gesunder Skepsis. Manche waren von ihren Ärzten geschickt worden. Manche kamen, weil eine Freundin mitkam. Eine war einfach erschienen, weil sie dienstags morgens einen Ort brauchte, an dem sie sein konnte.

Was sie alle gemeinsam hatten: Sie lebten in Körpern, die sich verändert hatten. Gelenke, die sich früher mühelos bewegten, protestierten jetzt. Das Gleichgewicht, das früher wie von selbst funktionierte, war zu etwas geworden, worüber man nachdenken musste, manchmal mit einer gewissen Beklommenheit, bei jedem Schritt durch den Raum. Einige hatten aufgehört, Dinge zu tun, die ihnen früher viel bedeutet hatten. Nicht weil sie es so entschieden hatten, sondern weil der Körper diese Dinge allmählich, still und leise zu unsicher oder zu schmerzhaft gemacht hatte.

Was sie brauchten, war kein körperliches Training. Sie brauchten eine Praxis, die sie genau dort abholte, wo sie standen, die respektierte, was ihre Körper heute leisten konnten, und die echten Nutzen bot, ohne zu verlangen, dass sie jemand anderes wurden.

Stuhl-Tai-Chi war diese Praxis. Das ist sie bis heute.

## Was dieses Buch bietet

Sie halten einen praktischen Vier-Wochen-Fahrplan in Händen, der speziell für Körper entwickelt wurde, die schon einiges erlebt haben. Wir bereiten uns hier nicht auf die Olympischen Spiele vor. Wir üben für das Leben, für mehr Stabilität, wenn Sie nach einer Tasse greifen, für weniger Steifheit beim Aufwachen, und für das stille Vertrauen, sich wieder frei bewegen zu können.

Keine Vorkenntnisse erforderlich. Keine Voraussetzungen in Sachen Beweglichkeit, Kraft oder Fitness. Alles, was Sie brauchen, ist ein stabiler Stuhl, ein kleiner freier Bereich auf dem Boden und die Bereitschaft, sich täglich zehn Minuten zu widmen und aufmerksam zu sein.

**Für wen dieses Buch ist**

Dieses Buch ist für Sie, wenn Sie über 60 sind und eine Bewegungspraxis suchen, die sicher, zugänglich und wirklich wirksam ist. Es ist für Sie, wenn Sie mit eingeschränkter Mobilität, chronischen Schmerzen, Gleichgewichtsproblemen, Arthritis, Herzkreislauf-Beschwerden oder den ersten Anzeichen kognitiver Veränderungen leben. Es ist ebenso für Sie, wenn Sie gesund sind und einfach eine tägliche Praxis möchten, die das so hält.

Es ist für Sie, wenn Sie früher schon Bewegungsprogramme begonnen und wieder aufgehört haben. Wenn Sie sich noch nie regelmäßig bewegt haben. Wenn Sie nach Krankheit, Verletzung oder Verlust wieder in Bewegung kommen möchten.

Stuhl-Tai-Chi interessiert sich nicht für Ihre Vergangenheit. Es interessiert sich nur dafür, wo Sie jetzt gerade sind, und wohin Sie von hier aus möchten.

**Wie Sie dieses Buch nutzen**

Lesen Sie die Kapitel 1 und 2, bevor Sie mit der Praxis beginnen. Sie enthalten das grundlegende Verständnis und die praktische Vorbereitung, die jede Einheit sicherer und wirksamer machen. Kapitel 3 führt in die Kernprinzipien von Atem, Haltung und grundlegenden Bewegungen ein. Nehmen Sie sich mindestens zwei bis drei Tage Zeit damit, bevor Sie mit dem Vier-Wochen-Programm in Kapitel 5 beginnen.

Die Kapitel 5 bis 8 sind Ihre wöchentlichen Praxisanleitungen. Gehen Sie sie Tag für Tag durch und lesen Sie jede Bewegung vollständig, bevor Sie sie ausprobieren. Kapitel 9 ist ein Nachschlagewerk für besondere gesundheitliche Bedürfnisse, kehren Sie bei Bedarf als Ergänzung zu Ihrer wöchentlichen Praxis dorthin zurück. Kapitel 10 ist für die Zeit nach dem Vier-Wochen-Programm gedacht und lässt sich am besten in der vierten Woche lesen, wenn Sie anfangen, über das Weitermachen nachzudenken.

**Ein letzter Hinweis:** Ich weiß, wie störend es ist, mitten in der Übung inne zu halten und nachzuschlagen, was als Nächstes kommt. Deshalb habe ich **den 10-Minuten-Schnellreferenz-Leitfaden** im Bonusteil dieses Buches eingefügt. Sobald Sie ein Wochenkapitel gelesen haben, legen Sie diese Übersichtsseiten einfach neben Ihren Stuhl. Ihre gesamte tägliche Routine haben Sie dann auf einen Blick vor sich.

**Wie Sie sich die nächsten vier Wochen einteilen**

In meinen 15 Jahren der Arbeit mit älteren Menschen habe ich oft erlebt, wie jemand voller Begeisterung beginnt, und eine Woche später aufhört, weil er sich zu viel zugemutet hat. Das machen wir anders.

Bevor Sie zu Woche 1 weiterblättern, möchte ich Ihnen erklären, wie Sie Ihre Praxis am besten angehen:

- **Üben Sie 5 Tage pro Woche, nicht 7.** Der Körper baut Kraft auf und verbessert sein Gleichgewicht gerade in den Ruhephasen. Gönnen Sie sich jede Woche zwei freie Tage, ob am Wochenende oder wann immer Ihr Körper eine Pause einfordert.

- **Halten Sie sich an die 10 Minuten.** Versuchen Sie nicht, die Bewegungen zu überfliegen, nur um sie abhaken zu können. Langsam zu bewegen ist der eigentliche Kern der Sache. Wenn Sie 12 Minuten brauchen, weil Sie tief atmen und sich Zeit lassen, ist das genau richtig.

- **Finden Sie Ihre beste Tageszeit.** Ich empfehle meinen Teilnehmerinnen und Teilnehmern meistens den Vormittag, so gegen 9 oder 10 Uhr. Die morgendliche Steifheit hat sich dann gelegt, die Nachmittagsmüdigkeit ist noch nicht da. Wenn Sie lieber abends üben möchten, tun Sie das ruhig, am besten etwa eine Stunde vor dem Schlafengehen, um zur Ruhe zu kommen.

- **Betrachten Sie die Wiederholungsangaben als Orientierung.** Wenn ich Ihnen 5 Armschwünge empfehle, Ihre Schulter aber nach 3 sagt, dass es reicht, dann sind 3 Ihre perfekte Zahl. Mit Ihren Gelenken streiten Sie nicht.

**Bevor Sie beginnen**

Suchen Sie sich Ihren Stuhl. Stellen Sie ihn an einen ruhigen Platz, um den herum etwas freier Boden ist. Setzen Sie sich hin. Spüren Sie, wie Ihre Füße den Boden berühren.

Atmen Sie einmal langsam durch die Nase ein und lassen Sie die Luft vollständig durch den Mund ausströmen.

Sie haben bereits begonnen.

# Kapitel 1: Die Kraft des Stuhl-Tai-Chi

Es gibt einen Moment, der in fast jeder Stuhl-Tai-Chi-Stunde eintritt, die ich je unterrichtet habe. Er passiert meist irgendwo in der dritten oder vierten Einheit. Eine Teilnehmerin, die gebückt, zögerlich und ein wenig skeptisch hereingekommen ist, sitzt plötzlich aufrechter während einer Atemübung. Die Schultern fallen herunter. Der Kiefer entspannt sich. Die Augen werden ein bisschen weicher. Sie denkt nicht mehr an ihre schmerzenden Knie oder den Arzttermin nächsten Dienstag. Für diese zehn Minuten ist sie einfach da, atmend, in Bewegung, lebendig in ihrem Körper, auf eine Art, die sich zugleich neu und seltsam vertraut anfühlt.

Das ist die Kraft des Stuhl-Tai-Chi.

Es ist keine dramatische Kraft. Sie kündigt sich nicht mit Feuerwerk an und auch nicht mit dem Brennen eines harten körperlichen Trainings. Sie kommt leise, so wie gute Dinge oft zu Menschen kommen, die lang genug gelebt haben, um Stille zu schätzen. Und wenn sie einmal da ist, bleibt sie.

Dieses Buch ist um diesen Moment herum gebaut, und darum, Ihnen zu helfen, ihn selbst zu finden. Es spielt keine Rolle, ob Sie 62 oder 85 Jahre alt sind. Es spielt keine Rolle, ob Sie früher Marathons gelaufen sind oder noch nie in Ihrem Leben eine Liegestütze gemacht haben. Die Praxis holt Sie genau dort ab, wo Sie sind. Sie verlangt nur zehn Minuten täglich und die Bereitschaft, dabei zu sein.

Das Vier-Wochen-Programm in diesen Seiten ist darauf ausgerichtet, Sie genau dort abzuholen, wo Sie heute stehen. Nicht dort, wo Sie vor zehn Jahren waren. Nicht dort, wo Sie glauben, sein zu müssen. Hier, jetzt, in dem Körper, den Sie heute haben. Da fangen wir an.

## 1.1 Warum Stuhl-Tai-Chi für Seniorinnen und Senioren ideal ist

### Das Problem mit den meisten Bewegungsprogrammen für ältere Erwachsene

Die meisten Fitnessstudios wurden nicht für ältere Menschen gebaut. Die Geräte setzen voraus, dass man das Gleichgewicht einer Zwanzigjährigen hat, und die

Kurse gehen so schnell, dass man kaum Zeit hat, auf seinen Stand zu achten. Das ist nicht nur lästig, es entmutigt. Es sendet die unterschwellige Botschaft, dass Fitness den Jungen gehört.

Das ist nicht nur wenig einladend. Es ist medizinisch kontraproduktiv. Wenn Bewegung unzugänglich, gefährlich oder beschämend wirkt, hören Menschen auf. Und wenn Seniorinnen und Senioren aufhören, sich zu bewegen, häufen sich die Folgen schnell. Muskelmasse nimmt ab. Das Gleichgewicht verschlechtert sich. Gelenke versteifen. Das Sturzrisiko steigt. Die Energie sinkt. Die Stimmung folgt.

Die Gesundheitswissenschaft weiß seit Jahrzehnten, dass regelmäßige, sanfte körperliche Aktivität eine der wirksamsten Maßnahmen für gesundes Altern ist. Die Herausforderung lag nie in der Wissenschaft. Sie lag darin, Bewegungspraktiken zu entwickeln, die Seniorinnen und Senioren tatsächlich konsequent und sicher durchführen.

Stuhl-Tai-Chi löst dieses Problem.

**Was es anders macht**

Traditionelles Tai Chi, im Stehen praktiziert, gilt bereits als eine der sanftesten und zugänglichsten Bewegungspraktiken der Welt. Es entstand im alten China nicht als Fitnesstrend, sondern als vollständiges System zur Pflege von Gesundheit, Gleichgewicht und innerer Ruhe durch langsame, fließende Bewegung. Anders als hochintensiver Sport belastet es die Gelenke nicht ruckartig. Anders als Yoga erfordert es keine Bodenarbeit und keine Beweglichkeit, über die die meisten älteren Menschen nicht mehr verfügen. Anders als Spazierengehen kann es bei jedem Wetter drinnen geübt werden, auf kleinstem Raum, von jedem, unabhängig von der körperlichen Ausdauer.

Stuhl-Tai-Chi nimmt all diese Vorteile und beseitigt die eine verbleibende Hürde, die viele Seniorinnen und Senioren vom Üben abhält: die Notwendigkeit zu stehen.

Indem die Bewegungen von einem stabilen Stuhl aus ausgeführt werden, wird die Praxis zugänglich für Menschen, die:

- einen Rollator oder Rollstuhl für einen Teil oder die gesamte tägliche Fortbewegung nutzen

- eine kürzliche Gelenkoperation hinter sich haben und sich noch in der Erholung befinden

- mit chronischen Erkrankungen wie Osteoporose, Arthritis oder Morbus Parkinson leben

- unter Schwindel, Vertigo oder Gleichgewichtsstörungen leiden, die das Stehüben riskant machen

- einfach neu in der Bewegung sind und die Kraft oder das Vertrauen in den Beinen noch nicht haben, um aufrecht zu beginnen

- eine Sturzangst haben, die sie von jeder körperlichen Aktivität fernhält

Das hier ist kein verwässertes Tai Chi. Forschungsarbeiten in Fachzeitschriften wie dem *Journal of Aging and Physical Activity* und dem *British Journal of Sports Medicine* haben übereinstimmend gezeigt, dass sitzendes Tai Chi messbare Verbesserungen bei Gleichgewicht, Beweglichkeit, Schmerzempfinden und psychischer Gesundheit bewirkt, vergleichbar mit den Ergebnissen im Stehen. Der Stuhl ist keine Einschränkung. Für den richtigen Menschen ist er das Werkzeug, das alles möglich macht.

**Anpassung an jedes Leistungsniveau**

Eines der wichtigsten Dinge, die Sie über dieses Programm verstehen sollten: Es gibt keine einzige richtige Art, eine der hier beschriebenen Bewegungen auszuführen. Jede Übung enthält Modifikationen, von einem sehr kleinen Bewegungsradius bis hin zu einem volleren Ausdruck der Bewegung für diejenigen, die dazu in der Lage sind.

Jemand mit schwerer rheumatoider Arthritis in beiden Händen kann die Armbewegungen mit lockeren, offenen Handflächen ausführen, statt mit den aufwändigeren Handstellungen traditioneller Tai-Chi-Formen. Jemand, der sich von einer Hüftoperation erholt, kann die Beinbewegungen auf sanftes, geführtes Gleiten des Fußes entlang des Bodens beschränken, ohne jegliches Anheben. Jemand ohne körperliche Einschränkungen kann langsame, kontrollierte Oberkörperrotation und tieferes Atmen hinzufügen, um die Erfahrung zu vertiefen, ohne dabei Belastung oder Risiko zu erhöhen.

All diese Menschen üben Stuhl-Tai-Chi. Alle erhalten seine Wirkung. Keiner macht es falsch.

Diese Anpassungsfähigkeit ist beabsichtigt. Sie spiegelt ein Grundprinzip sowohl der Tai-Chi-Philosophie als auch der modernen geriatrischen Bewegungswissenschaft wider: Das Ziel ist niemals Leistung. Das Ziel ist Fortschritt, wie klein auch immer, der sich über die Zeit trägt.

**Sicherheit als Fundament, nicht als Fußnote**

In über fünfzehn Jahren, in denen ich Stuhl-Tai-Chi an Gemeinschaftszentren, Pflegeeinrichtungen und Rehabilitationsstätten unterrichtet habe, habe ich so gut wie keine Verletzungen durch die Praxis selbst erlebt. Die Bewegungen sind von Natur aus sicher, weil sie langsam, kontrolliert und nie bis an die Grenze des Körpers gehen. Es gibt keinen Schwung, der außer Kontrolle geraten könnte, kein Gewicht, das fallen könnte, keine explosive Bewegung, die ein Gelenk unvorbereitet treffen könnte.

Dennoch wird Sicherheit in diesem Programm als Fundament behandelt, nicht als Haftungsausschluss am Anfang des Buches. Jede Übung wurde von Physiotherapeutinnen und Ergotherapeuten überprüft. Der Aufbau über vier Wochen ist bewusst gestaltet, damit Ihr Körper Zeit hat, sich anzupassen. Die Anleitungen erklären nicht nur, wie jede Bewegung ausgeführt wird, sondern auch, wann Sie zurückgehen, wann Sie pausieren und wann Sie Ihre Ärztin oder Ihren Arzt aufsuchen sollten.

Der Stuhl selbst, richtig gewählt und richtig positioniert, wird zu einem Sicherheitsanker. Er gibt Ihrem Körper einen Bezugspunkt, der die kognitive Last des Gleichgewichthaltens im Stehen abnimmt, und Ihr Nervensystem freisetzt, um sich ganz auf die Bewegung, den Atem und die innere Erfahrung der Praxis zu konzentrieren.

Den Stuhlaufbau besprechen wir ausführlich in Kapitel 2. Das Wesentliche schon jetzt: Stuhl-Tai-Chi entstand nicht dadurch, dass man eine Stehpraxis vereinfacht hat. Es wurde von Grund auf für Körper entwickelt, die eine Praxis verdienen, die sie genau so respektiert, wie sie sind, und was sie brauchen.

## 1.2 Die Verbindung von Körper und Geist

### Eine Praxis, die von innen nach außen wirkt

Die meisten westlichen Bewegungsformen folgen einem Modell von außen nach innen. Man bewegt den Körper durch einen vorgegebenen Bewegungsradius, verbrennt Kalorien, baut Muskeln auf, und die Vorteile häufen sich mit der Zeit an. Der Geist spielt dabei kaum eine Rolle. Man kann Musik hören, fernsehen oder innerlich die Einkaufsliste durchgehen, während man auf dem Hometrainer sitzt, und der kardiovaskuläre Nutzen bleibt in etwa gleich.

Tai Chi funktioniert anders. Es gründet auf dem, was die chinesische Medizin schon immer die Verbindung von Körper und Geist genannt hat, dem Verständnis, dass die Qualität Ihrer Aufmerksamkeit während der Bewegung nicht vom körperlichen Nutzen der Bewegung zu trennen ist. Sie ist Teil davon.

In jeder Einheit dieses Programms werden Sie gebeten, etwas zu tun, das täuschend einfach klingt: aufmerksam zu sein. Wahrzunehmen, wo Ihre Hände sich im Raum befinden. Das Gewicht Ihrer Arme zu spüren. Die Bewegung Ihres Atems zu verfolgen. Zu beobachten, ohne zu urteilen, wie sich Ihr Körper heute anfühlt, im Vergleich zu gestern.

Diese Qualität der Aufmerksamkeit ist kein philosophischer Zusatz zu den körperlichen Übungen. Sie ist der Mechanismus, durch den Tai Chi viele seiner bedeutendsten Wirkungen entfaltet, insbesondere in den Bereichen Stressabbau, geistige Klarheit und emotionale Regulation.

### Der Atem als Brücke

Wenn es ein Element gibt, das Stuhl-Tai-Chi grundlegend von passivem Sitzen oder konventionellem Dehnen unterscheidet, dann ist es der Atem.

Im Tai Chi ist der Atem kein Nebengedanke. Er ist der Dirigent der gesamten Praxis. Jede Bewegung ist mit einem Einatem oder einem Ausatem koordiniert. Öffnende Bewegungen, jene, die den Brustkorb weiten oder die Arme nach außen heben, werden mit dem Einatmen verbunden. Schließende Bewegungen, jene, die die Arme einwärts führen oder den vorderen Körper sanft zusammenziehen, werden mit dem Ausatmen verbunden. Mit der Zeit wird diese Verbindung automatisch, und der Atem beginnt, wie eine kontinuierliche, sanfte Massage des Nervensystems zu wirken.

Hier ist die Physiologie dahinter. Das menschliche Nervensystem arbeitet auf zwei Hauptbahnen. Das sympathische Nervensystem, oft als Kampf-oder-Flucht-System bezeichnet, steuert die Stressreaktion. Es beschleunigt den Herzschlag, spannt die Muskeln an, schärft die Sinne und flutet den Körper mit Kortisol und Adrenalin. Dieses System ist für das Überleben unerlässlich, aber im modernen Leben, und besonders im Leben älterer Erwachsener, die mit chronischen Erkrankungen, Schmerzen, finanziellen Sorgen oder sozialer Isolation umgehen, läuft es häufig auf einem höheren Grundniveau, als gesund ist.

Das parasympathische Nervensystem, oft als Ruhe-und-Verdauungs-System bezeichnet, bewirkt das Gegenteil. Es verlangsamt den Herzschlag, entspannt die Muskeln, verbessert die Verdauung und fördert die hormonellen Bedingungen, die mit Heilung, tiefem Schlaf und emotionaler Ruhe verbunden sind.

Langsames, zwerchfelltiefes Atmen, die Art, die im Tai Chi praktiziert wird, ist einer der direktesten und zuverlässigsten Wege, das Nervensystem von sympathischer Dominanz hin zu parasympathischer Aktivierung zu verschieben. Jeder lange, langsame Ausatem sendet ein Signal durch den Vagusnerv, das dem Körper sagt: Es ist sicher. Die Krise ist vorbei. Jetzt darf er weich werden.

Für Seniorinnen und Senioren, die mit chronischen Schmerzen, Angst oder dem angesammelten Stress des Alterns umgehen, ist diese physiologische Verschiebung kein kleiner Nebeneffekt. Sie ist echte Therapie. Eine Studie aus dem Jahr 2021 in *Frontiers in Psychology* stellte fest, dass acht Wochen Geist-Körper-

Praxis mit langsamen, atemsynchronisierten Bewegungen bei Erwachsenen über 65 den Kortisolspiegel und die selbst berichteten Angstwerte signifikant senkte, mit Wirkungen, die noch bei der Drei-Monats-Nachuntersuchung nachweisbar waren.

**Geistige Aktivierung und kognitive Gesundheit**

Es gibt eine weitere Ebene der Geist-Körper-Verbindung im Tai Chi, die besondere Beachtung verdient, wenn wir über Seniorinnen und Senioren sprechen: die kognitiven Anforderungen der Praxis.

Stuhl-Tai-Chi verlangt vom Gehirn, mehrere Dinge gleichzeitig zu tun. Es fordert Sie auf, die Position Ihrer Hände und Arme im Raum zu verfolgen (Propriozeption). Es fordert Sie auf, Bewegung mit dem Atemrhythmus zu koordinieren (zeitliche Koordination). Es fordert Sie auf, Bewegungen in einer bestimmten Reihenfolge auszuführen (Arbeitsgedächtnis). Und es fordert Sie auf, all das in einem Zustand ruhiger, fokussierter Aufmerksamkeit zu tun (exekutive Funktion und Aufmerksamkeitsregulation).

Keine dieser Anforderungen ist überwältigend. Das ist der Punkt. Sie stimulieren sanft und beständig, auf eine Weise, die das Gehirn aktiviert hält, ohne Frustration oder kognitive Überlastung zu erzeugen. Neurologen bezeichnen diese Zone manchmal als den „Sweet Spot" des Gehirntrainings, anspruchsvoll genug, um Anstrengung zu erfordern, einfach genug, um Erfolg zu ermöglichen.

Forschungen der University of Illinois zeigten, dass ältere Erwachsene, die zwölf Wochen lang Geist-Körper-Bewegung praktizierten, Verbesserungen im Arbeitsgedächtnis und in der Verarbeitungsgeschwindigkeit erzielten, die mit denen aus aerobem Training vergleichbar waren, bei gleichzeitig deutlich höherer Freude und geringeren Abbruchraten. Der Freudenfaktor ist nicht trivial. Praktiken, die sich gut anfühlen, sind Praktiken, die Menschen aufrechterhalten, und anhaltende Praxis ist der Ort, an dem echte kognitive Vorteile entstehen.

Viele Teilnehmerinnen und Teilnehmer in meinen Kursen berichten von spürbar schärferer Konzentration bereits in der ersten oder zweiten Woche. Das ist nicht eingebildet. Die Kombination aus erhöhtem zerebralem Blutfluss durch sanfte Bewegung, gesenktem Kortisol durch Atempraxis und der kognitiven

Aktivierung durch das Erlernen neuer Bewegungsabfolgen trägt zu dem bei, was sich wie eine Art geistiges Aufhellen anfühlt. Dinge, die sich nebelig anfühlten, kommen langsam in den Fokus. Der Schlaf verbessert sich oft. Das allgemeine Gefühl, von kleinen Dingen überwältigt zu werden, lichtet sich allmählich.

**Präsenz als Medizin**

Es gibt noch eine weitere Dimension der Geist-Körper-Verbindung, die hier benannt werden sollte, und sie ist schwerer zu messen als Kortisolwerte oder Gedächtniswerte, aber nicht weniger real.

Tai Chi ist im Kern eine Praxis der Präsenz. Nicht die performative Achtsamkeit des Sich-zwingen-zur-Dankbarkeit oder Ruhe, sondern die schlichte, praktische Handlung, die eigene Aufmerksamkeit vollständig in den Körper zu bringen. In diesen Atem. In diesen Moment.

Für viele Seniorinnen und Senioren ist das radikaler, als es klingt. Das Erleben des Alterns kann eine beharrliche Rückwärtsgewandtheit mit sich bringen, Trauer um das, was der Körper früher konnte, Sorge um das, was kommt, ein Gefühl der Diskontinuität von dem Menschen, der man vor dreißig Jahren war. Stuhl-Tai-Chi tut nicht so, als ob diese Gefühle nicht existierten. Aber es bietet, für zehn Minuten täglich, einen Anker in der Gegenwart, der die Beziehung zwischen Geist und Körper allmählich verändert. Der Körper hört auf, ein Hindernis oder eine Quelle schlechter Nachrichten zu sein. Er wird wieder zu einem Zuhause.

Teilnehmerinnen und Teilnehmer, die auch nur wenige Wochen geübt haben, beschreiben oft eine subtile, aber bedeutende Verschiebung in ihrer Beziehung zu körperlichen Beschwerden. Schmerz, der früher als beunruhigend erlebt wurde, als Zeichen von Gefahr oder Verfall, wird mit mehr Gleichmut begegnet. Nicht weil der Schmerz verschwindet. Sondern weil der Geist, sanft und beständig, trainiert wurde, Empfindungen zu beobachten, anstatt auf sie zu reagieren.

Diese Qualität gleichmütiger Aufmerksamkeit ist einer der ältesten dokumentierten Vorteile der Tai-Chi-Praxis, beschrieben in chinesischen Medizintexten seit Jahrhunderten, und wird heute zunehmend durch die moderne Schmerzwissenschaft bestätigt, die versteht, dass die Interpretation von Schmerzsignalen durch das Gehirn weit formbarer ist, als wir einst dachten.

# 1.3 Gesundheitliche Vorteile für Seniorinnen und Senioren

## Was die Forschung sagt, und was Teilnehmerinnen und Teilnehmer berichten

Kaum eine Bewegungsform verfügt über eine so solide Forschungsbasis für ältere Erwachsene wie Tai Chi. In den vergangenen zwei Jahrzehnten haben Hunderte von Peer-Review-Studien seine Auswirkungen auf spezifische Gesundheitsresultate in älteren Bevölkerungsgruppen untersucht. Die Befunde sind so konsistent, dass das American College of Sports Medicine, die Centers for Disease Control und zahlreiche nationale Rheumatologievereinigungen Tai Chi heute offiziell als Teil eines gesunden Bewegungsprogramms im Alter empfehlen.

Im Folgenden betrachten wir die wichtigsten gesundheitlichen Vorteile, die speziell für Stuhl-Tai-Chi dokumentiert sind, zusammen mit Beobachtungen aus der Praxis, die ich in fünfzehn Jahren mit Teilnehmerinnen, Teilnehmern und klinischen Partnern gesammelt habe.

## Verbesserte Mobilität und Beweglichkeit

Eine der unmittelbarsten und spürbarsten Wirkungen von Stuhl-Tai-Chi ist eine Verbesserung des Bewegungsradius im Oberkörper, besonders in den Schultern, im Nacken und in der Brustwirbelsäule, Bereichen, die bei bewegungsarmen älteren Erwachsenen häufig steif sind.

Die sitzenden Bewegungen in diesem Programm führen das Schultergelenk in mehrere Richtungen durch seinen natürlichen Bewegungsbogen. Sie rotieren sanft die Brustwirbel, die mit dem Alter und langem Sitzen zur Versteifung neigen. Sie dehnen die Muskeln von Brust und oberem Rücken, die bei Menschen, die viel Zeit in nach vorne gebeugter, sitzender Haltung verbringen, chronisch verkürzt sind.

Bei Seniorinnen und Senioren mit Arthrose ist die langsame, geschmierte Bewegung des Gelenks durch seinen Bewegungsradius einer der wichtigsten Mechanismen der Schmerzlinderung. Gelenkflüssigkeit, der natürliche Schmierstoff des Gelenks, wird durch Bewegung verteilt. Gelenke, die stillstehen, werden zunehmend steifer und schmerzhafter. Regelmäßige, sanfte Bewegung wirkt diesem Prozess entgegen, ohne das Entzündungsrisiko, das hochintensiver Sport mit sich bringt.

Ich werde eine 72-jährige Teilnehmerin in einem meiner Kurse nie vergessen. Ihr Chirurg hatte ihr die Nachricht überbracht, die niemand hören möchte: Ihre Schulter war „Knochen auf Knochen." Er sagte ihr, sie müsse einfach akzeptieren, dass sie mit dem Alter weiter an Beweglichkeit verlieren würde. Sie beschloss trotzdem, diese Übungen zweimal täglich zu machen. Etwa sechs Wochen später kam sie ins Gemeinschaftszentrum und streckte ihren Arm, ohne das kleinste Zucken, zum ersten Mal seit vier Jahren vollständig über den Kopf. Als sie zur nächsten Kontrolluntersuchung ging, war sogar ihr Chirurg überrascht. Die langsame, sanfte Bewegung hatte ihren Körper auf natürliche Weise dazu gebracht, das Gelenk wieder zu schmieren.

Das ist kein Wunderergebnis. Es ist das vorhersehbare Resultat angemessener, konsequenter Bewegung, die auf ein Gelenk angewendet wird, dem sie lange verwehrt geblieben war.

**Besseres Gleichgewicht und Sturzprävention**

Stürze sind laut den Centers for Disease Control and Prevention die häufigste Ursache für verletzungsbedingte Todesfälle bei Erwachsenen über 65 in den USA. Jedes Jahr ereignen sich schätzungsweise 36 Millionen Stürze unter älteren Amerikanern, mit 32.000 Todesfällen und über 300.000 Krankenhauseinweisungen wegen Hüftfrakturen allein. Die Angst vor dem Fallen ist selbst ein erhebliches Gesundheitsproblem, das viele ältere Erwachsene dazu bringt, ihre Aktivitäten so stark einzuschränken, dass genau der körperliche Abbau beschleunigt wird, der Stürze wahrscheinlicher macht.

Tai Chi verfügt über mehr hochwertige Evidenz als fast jede andere Bewegungsform, was seine Wirksamkeit zur Sturzprävention angeht. Eine wegweisende Metaanalyse im *Journal of the American Geriatrics Society* ergab, dass Tai Chi die Sturzrate bei eigenständig lebenden älteren Erwachsenen um 43 bis 50 Prozent senkte, eine Effektgröße, die keine pharmakologische Intervention erreicht hat.

Stuhl-Tai-Chi verbessert das Gleichgewicht durch mehrere unterschiedliche Mechanismen. Erstens trainieren die sitzenden Bewegungen die Propriozeption, das innere Körpergefühl dafür, wo sich die eigenen Körperteile im Raum befinden, eine primäre Komponente des Gleichgewichts, die mit dem Alter nachlässt. Zweitens stärkt das Programm schrittweise die Kernmuskulatur, die tiefen Bauch- und Wirbelsäulenstabilisatoren, die das Fundament posturaler Stabilität in jeder Position bilden. Drittens umfasst die Praxis spezifische Bewegungen, die das vestibuläre System, den Gleichgewichtsapparat des Innenohrs, in einer kontrollierten, sicheren Umgebung herausfordern und trainieren, in der die Folgen eines kurzen Gleichgewichtsverlusts minimal sind.

Viertens, und vielleicht am bedeutsamsten für die vielen Seniorinnen und Senioren, deren Sturzrisiko durch Angst erhöht ist, baut Stuhl-Tai-Chi eine Art verkörpertes Vertrauen auf, das sich auf das Stehen und Gehen überträgt. Teilnehmerinnen und Teilnehmer, die wochenlang gelernt haben, ihren Körper mit Präzision und Absicht zu bewegen, beginnen anders durch die Welt zu gehen. Bewusster. Mit mehr Achtsamkeit für ihren Schritt. Sie reagieren auf unerwartete Gleichgewichtsverschiebungen mit weniger Panik und mehr Koordination.

**Herz-Kreislauf-Gesundheit und Durchblutung**

Stuhl-Tai-Chi ist eine niedrigintensive aerobe Aktivität, das heißt, sie erhöht den Herzschlag moderat und liefert gleichzeitig die durchblutungsfördernden Vorteile anhaltender Bewegung. Für Seniorinnen und Senioren, die keine mittelintensive aerobe Belastung mehr durchführen können, ist das eine sinnvolle Alternative, die nahezu universell zugänglich ist.

Die kontinuierlichen, fließenden Bewegungen der Praxis erfordern eine anhaltende Steigerung der peripheren Durchblutung, das heißt, mehr Blut wird zu den Muskeln und Extremitäten transportiert als in völliger Ruhe. Bei Seniorinnen und Senioren mit schlechter Durchblutung, kalten Händen und Füßen oder peripherer Gefäßerkrankung kann selbst dieser bescheidene Anstieg des Blutflusses spürbare Verbesserungen von Wohlbefinden und Empfindung bringen.

Das tiefe Zwerchfellatmen, das jede Bewegung begleitet, hat einen eigenen kardiovaskulären Vorteil. Jeder vollständige Atemzyklus erzeugt eine leichte Veränderung des intrathorakalen Drucks, der als Hilfspumpe für den venösen Rückfluss des Blutes zum Herzen wirkt. Im Verlauf einer zehnminütigen Einheit tragen Hunderte dieser Mikropumpaktionen zu einer verbesserten Durchblutung des gesamten Systems bei.

## Gelenkgesundheit und Arthritis-Management

Arthritis, in ihren verschiedenen Formen, betrifft mehr als 54 Millionen Erwachsene in den USA, und die Häufigkeit steigt mit dem Alter dramatisch an. Mit 65 Jahren hat etwa die Hälfte aller Erwachsenen eine Form von Arthritis diagnostiziert bekommen, was sie zu einer der größten Barrieren für körperliche Aktivität in der Seniorenpopulation macht.

Die Gestaltung der Stuhl-Tai-Chi-Bewegungen macht sie besonders geeignet für Körper mit Arthritis. Es gibt keine ruckartige Belastung, keine Position, die das Gelenk übermäßig beansprucht, und keine Bewegung, die bis ans Ende des Bewegungsradius geht, wo arthritische Gelenke den meisten Schmerz und die größte Instabilität erleben. Die Bewegungen bleiben im komfortablen mittleren Bereich, in dem das Gelenk reibungslos funktionieren kann.

Speziell bei rheumatoider Arthritis schafft der entzündungshemmende Effekt regelmäßiger, sanfter Bewegung in Kombination mit der kortisol-senkenden Wirkung der Atempraxis ein physiologisches Umfeld, das Entzündungsschüben weniger förderlich ist. Mehrere Rheumatologen, mit denen ich im Laufe der Jahre zusammengearbeitet habe, empfehlen Stuhl-Tai-Chi ihren Patientinnen und Patienten inzwischen routinemäßig als Ergänzung zur medizinischen Behandlung, mit der Beobachtung, dass konsequent Übende tendenziell niedrigere Dosen entzündungshemmender Medikamente benötigen und höhere Lebensqualitätswerte berichten.

## Angstreduktion und emotionale Regulation

Die psychischen Vorteile von Stuhl-Tai-Chi sind meiner Erfahrung nach oft die tiefgreifendsten, für die Teilnehmerinnen und Teilnehmer, die sie am meisten brauchen. Und der Bedarf ist erheblich. Depression betrifft schätzungsweise 7

Millionen Amerikaner über 65, Angststörungen eine ähnliche Zahl. Beide Erkrankungen werden bei älteren Erwachsenen häufig unterdiagnostiziert und unzureichend behandelt, sei es, weil die Betroffenen ihre Symptome kleinreden, sie dem normalen Altern zuschreiben oder auf Barrieren beim Zugang zu psychischer Gesundheitsversorgung stoßen.

Die Mechanismen, durch die Tai Chi Angst reduziert, sind inzwischen gut verstanden. Die atemsynchronisierte Bewegung aktiviert das parasympathische Nervensystem, wie bereits beschrieben. Der rhythmische, sich wiederholende Charakter der Bewegungen hat eine nahezu meditative Wirkung auf den Geist, er unterbricht den Kreislauf des grüblerischen Denkens, der sowohl Angst als auch Depression antreibt. Das allmähliche Erleben von Kompetenz, Bewegungen lernen, Abfolgen erinnern, Verbesserungen wahrnehmen, baut ein Gefühl von Selbstwirksamkeit auf, das der Hilflosigkeit direkt entgegenwirkt, die chronische Erkrankung oder funktionellen Abbau oft begleitet.

Für viele ältere Erwachsene ist es auch etwas zutiefst Bedeutungsvolles, sich täglich Zeit für das eigene Wohlbefinden zu nehmen. In einer Lebensphase, in der das kulturelle Narrativ ältere Menschen oft als Empfänger von Fürsorge darstellt, nicht als Gestalter ihrer eigenen Gesundheit, kann eine tägliche Praxis, die sagt: „Ich sorge für mich", die Art verändern, wie eine Person den Rest des Tages durch die Welt geht. Ich habe es hunderte Male erlebt.

**Kognitive Funktion und geistige Klarheit**

Der Zusammenhang zwischen regelmäßiger, sanfter Bewegung und kognitiver Gesundheit bei älteren Erwachsenen ist in den vergangenen zehn Jahren eines der aktivsten Forschungsgebiete der Gerowissenschaft. Die Evidenz unterstützt zunehmend die Idee, dass Bewegung, insbesondere Geist-Körper-Bewegung, die Aufmerksamkeit und Koordination einbezieht, eines der wirksamsten verfügbaren Werkzeuge ist, um kognitivem Abbau zu verlangsamen und möglicherweise das Demenzrisiko zu senken.

Tai-Chi-Praxis erhöht den zerebralen Blutfluss, was die Sauerstoff- und Glukosezufuhr zu den Gehirnzellen verbessert. Es stimuliert die Produktion des Brain-derived neurotrophic factor (BDNF), eines Proteins, das das Wachstum und die Erhaltung von Neuronen unterstützt und mit verbessertem Lernen und Gedächtnis verbunden ist. Es aktiviert den präfrontalen Kortex, den Hippocampus und das Kleinhirn, Hirnregionen, die mit exekutiver Funktion, räumlichem Gedächtnis und motorischer Koordination assoziiert sind, auf eine Weise, die kaum eine andere Aktivität gleichzeitig schafft.

Eine Studie der Harvard Medical School ergab, dass ältere Erwachsene, die zwölf Wochen lang zweimal wöchentlich Tai Chi übten, signifikante Verbesserungen in kognitiven Beurteilungen für Aufmerksamkeit, Verarbeitungsgeschwindigkeit und exekutive Funktion zeigten, sowie Zunahmen an grauer Substanz in den damit verbundenen Hirnregionen. Bemerkenswert: Die Verbesserungen waren am ausgeprägtesten bei Teilnehmerinnen und Teilnehmern, die zu Beginn der Studie frühe Anzeichen kognitiven Abbaus gezeigt hatten, was darauf hindeutet, dass Tai Chi als frühzeitige Intervention beim kognitiven Altern besonders wertvoll sein könnte.

Teilnehmerinnen und Teilnehmer in meinen Kursen berichten regelmäßig von spürbar schärferer geistiger Klarheit nach ein bis zwei Wochen konsequenter Praxis. Die Beschreibungen reichen von „der Nebel hat sich ein bisschen gelichtet" bis „ich habe mir drei Dinge gemerkt, die ich monatelang vergessen hatte." Diese subjektiven Berichte stimmen mit dem überein, was die Forschung objektiv misst, und sie zählen, denn das subjektive Erleben geistiger Schärfe hat einen enormen Einfluss auf Lebensqualität, Selbstvertrauen und Selbstständigkeit.

**Schlafqualität**

Obwohl in Diskussionen über Bewegungsvorteile für Seniorinnen und Senioren oft übersehen, ist verbesserte Schlafqualität eines der konsistentesten Ergebnisse der Tai-Chi-Praxis, und eines der wirkungsvollsten für die allgemeine Gesundheit.

Schlechter Schlaf ist unter älteren Erwachsenen weit verbreitet. Veränderungen im zirkadianen Rhythmus, reduzierte Melatoninproduktion, nächtliche Schmerzen, Angst und die Nebenwirkungen mehrerer Medikamente tragen zur weitverbreiteten Erfahrung unter Seniorinnen und Senioren bei, stundenlang wach zu liegen, häufig aufzuwachen oder sich selbst nach einer vollen Nacht nie wirklich ausgeruht zu fühlen.

Stuhl-Tai-Chi verbessert die Schlafqualität auf mehreren Wegen. Die Senkung des Kortisolspiegels erleichtert den Übergang in den Schlaf physiologisch. Die parasympathische Aktivierung durch atemfokussierte Bewegung trainiert das Nervensystem, einen Zustand der Ruhe abzurufen, der die notwendige Voraussetzung für das Einschlafen ist. Der körperliche Vorteil, sich tagsüber sanft bewegt zu haben, trägt zu dem bei, was Schlafforscher „Schlafdruck" nennen, den biologischen Drang zur Ruhe, der sich über den Tag aufbaut und sowohl das Einschlafen als auch das Durchschlafen fördert.

Mehrere Teilnehmerinnen und Teilnehmer haben mir, in auffallend ähnlichen Worten, erzählt, dass sie das Programm begonnen hatten, um ihre Beweglichkeit zu verbessern, und am Ende am dankbarsten dafür waren, dass sie endlich wieder durchschlafen konnten.

**Ein Hinweis zu individuellen Ergebnissen**

Jeder in diesem Kapitel beschriebene Vorteil ist gut durch Forschung belegt und wurde bei tausenden von Teilnehmerinnen und Teilnehmern beständig beobachtet. Es ist aber ebenso wahr, dass individuelle Ergebnisse variieren. Das Tempo, in dem Sie Verbesserungen bemerken, hängt von Ihrem Ausgangspunkt ab, von Ihrer Konsequenz, von Ihren spezifischen Gesundheitsbedingungen und von so persönlichen Faktoren wie Ihrem Stressniveau und der Qualität Ihrer Ernährung.

Was ich Ihnen mit der Gewissheit versprechen kann, die fünfzehn Jahre des Beobachtens von Menschen, die sich durch diese Praxis verwandeln, aufgebaut haben: Wenn Sie sich vier Wochen lang täglich zehn Minuten mit echter Aufmerksamkeit auf dieses Programm einlassen, werden Sie sich am Ende anders fühlen als jetzt. Nicht auf wundersame Weise anders. Nicht über Nacht dramatisch anders. Aber wirklich, messbar, nachhaltig anders, auf eine Art, die für Ihren Alltag bedeutsam sein wird.

Das ist es wert, dabei zu sein.

Das nächste Kapitel bereitet Sie praktisch auf die Arbeit vor, mit allem, was Sie wissen müssen, um Ihren Raum einzurichten, den richtigen Stuhl zu wählen, die grundlegenden Sicherheitshinweise zu verstehen und Ihre erste Einheit mit Zuversicht zu beginnen.

# Kapitel 2: Vorbereitung auf das Stuhl-Tai-Chi

Etwas Neues zu beginnen erfordert Mut, besonders wenn der eigene Körper Veränderungen durchgemacht hat, die einen vorsichtiger sein lassen als früher. Vielleicht haben Sie schon früher Bewegungsprogramme ausprobiert, die zu schnell, zu anstrengend oder zu weit entfernt von Ihrer tatsächlichen körperlichen Situation waren. Vielleicht hat Ihnen ein Arzt oder ein Familienmitglied dieses Buch empfohlen, und ein Teil von Ihnen ist sich noch nicht ganz sicher, ob Sie überhaupt „der Typ für Bewegung" sind. Vielleicht sind Sie auch voller Vorfreude und wollen einfach wissen, wie es weitergeht.

Von wo auch immer Sie starten, dieses Kapitel ist für Sie.

Vorbereitung im Stuhl-Tai-Chi ist nicht nur eine logistische Angelegenheit. Sie ist eine Handlung der Fürsorge sich selbst gegenüber. Den richtigen Stuhl wählen, einen Raum schaffen, der einladend wirkt, die grundlegenden Sicherheitsprinzipien verstehen und die Praxis mit der richtigen inneren Haltung angehen, das sind keine vorbereitenden Schritte, bevor die eigentliche Arbeit beginnt. Sie sind die eigentliche Arbeit. Sie sind der Unterschied zwischen einer Praxis, die vier Wochen dauert, und einer, die Teil Ihres Lebens wird.

Gehen wir jeden Punkt sorgfältig durch, denn Sie verdienen es, dieses Programm mit allem, was zu Ihren Gunsten eingerichtet werden kann, richtig zu beginnen.

## 2.1 Den richtigen Stuhl wählen

### Warum der Stuhl wichtiger ist, als Sie vielleicht denken

In den meisten Bewegungsprogrammen ist das Hilfsmittel zweitrangig. Im Stuhl-Tai-Chi steht der Stuhl im Mittelpunkt. Er ist Ihr Fundament, Ihr Anker und das Werkzeug, das jede Bewegung erst möglich macht. Ein schlecht gewählter Stuhl kann Unbehagen erzeugen, eine schlechte Körperhaltung fördern, Ihren Bewegungsradius einschränken oder im ungünstigsten Fall Ihre Stabilität während der Praxis gefährden. Ein gut gewählter Stuhl bewirkt das Gegenteil. Er unterstützt jede Ihrer Bewegungen still und zuverlässig, befreit Ihre Aufmerksamkeit von körperlicher Unsicherheit und lenkt sie auf die Praxis selbst.

Das ist nicht der Ort, an dem Sie Abstriche machen sollten, und glücklicherweise ist es auch nicht der Ort, der Geldausgaben erfordert. Den richtigen Stuhl für Stuhl-Tai-Chi haben Sie mit großer Wahrscheinlichkeit bereits zuhause.

**Die Merkmale eines idealen Stuhls**

Ihr Stuhl ist Ihr wichtigstes Werkzeug. Sie müssen nichts Besonderes kaufen. Ihr Küchenstuhl ist wahrscheinlich genau richtig, aber Sie dürfen dabei wählerisch sein. Wenn Ihr Stuhl wackelt, vergeuden Sie Ihre Energie damit, sich Sorgen um das Fallen zu machen, statt sich auf Ihren Atem zu konzentrieren. Achten Sie auf Folgendes:

**Standfestigkeit.** Das ist das wichtigste Merkmal. Ihr Stuhl darf nicht schaukeln, kippen, wackeln oder verrutschen, wenn Sie die Arme bewegen, den Oberkörper drehen oder das Gewicht seitlich verlagern. Vierbeinige Stühle mit breiter Basis sind am stabilsten. Vermeiden Sie jeden Stuhl mit Rollen, auch wenn die Rollen arretierbar sind. Vermeiden Sie Klappstühle, es sei denn, sie sind ausdrücklich als schwerlasttauglich konzipiert und auf ihre Stabilität getestet worden. Drehstühle sind gänzlich ungeeignet. Ein stabiler Holz- oder Metallstuhl vom Esszimmer ist oft die beste Wahl.

**Sitzhärte.** Die Sitzfläche sollte fest genug sein, damit Sie Ihre Sitzknochen, die zwei knöchernen Vorsprünge am unteren Ende Ihres Beckens, spürbar aufliegen fühlen. Wenn die Polsterung so weich ist, dass Sie deutlich einsinken, kippt Ihr Becken nach hinten, Ihr Lendenbereich rundet sich ab und Ihre Haltung bricht zusammen. Das schränkt nicht nur die Qualität Ihrer Bewegung ein, sondern kann auf Dauer auch zu Beschwerden im unteren Rücken führen. Wenn Ihr bevorzugter Stuhl ein sehr weiches Kissen hat, legen Sie ein dünnes, festes Kissen oder eine gefaltete Decke auf die Sitzfläche, um sie anzuheben und zu festigen.

**Sitzhöhe.** Wenn Sie auf der vorderen Hälfte der Sitzfläche sitzen und Ihre Füße flach auf dem Boden stehen, sollten Ihre Knie annähernd einen rechten Winkel bilden. Ihre Oberschenkel sollten ungefähr parallel zum Boden sein oder ganz leicht in Richtung der Knie nach unten abfallen. Ist der Stuhl zu niedrig, liegen

Ihre Knie höher als Ihre Hüften, was die Hüftbeuger komprimiert und es deutlich schwerer macht, eine aufrechte Haltung zu halten. Ist der Stuhl zu hoch, hängen Ihre Füße möglicherweise in der Luft, was die Erdung entfernt, die eine ordentliche Praxis erfordert.

Zur Höhenanpassung können Sie eine feste, rutschfeste Fußstütze verwenden, wenn der Stuhl für Ihre Beinlänge zu hoch ist. Ist die Sitzfläche zu niedrig, kann ein festes Sitzkissen von fünf bis zehn Zentimetern Ihre Sitzhöhe wirksam korrigieren. Entscheidend ist, dass Ihre Füße während jeder Übungseinheit vollständig vom Boden oder einer stabilen Fußstütze getragen werden.

**Rückenlehne.** Ihr Stuhl sollte eine Rückenlehne haben, die eine neutrale, aufrechte Wirbelsäulenposition unterstützt. Eine gerade oder nur leicht geneigte Rückenlehne ist ideal. Stühle mit stark geneigten Rückenlehnen, ausgeprägten Lendenwölbungen oder Schalensitzen, die das Becken nach hinten kippen, wirken der aufrechten Haltung entgegen, die Tai Chi erfordert. Das heißt nicht, dass Sie sich während der Praxis an die Rückenlehne lehnen müssen. Bei den meisten Bewegungen werden Sie einige Zentimeter vom hinteren Ende des Stuhls entfernt sitzen, aufrecht und aus eigener Kraft gehalten. Die Rückenlehne dient als Orientierungshilfe und gibt Ihnen Sicherheit, sie ist keine ständige Stütze.

**Armlehnen.** Armlehnen sind nützlich für Stabilität bei Übergängen und können Menschen Sicherheit geben, die sich in sitzenden Positionen weniger sicher fühlen. Armlehnen sollten Ihre Armbewegungen jedoch nicht einschränken. Wenn die Armlehnen sehr hoch, sehr breit oder so positioniert sind, dass Ihre Arme bei seitlichen oder vorwärtsgerichteten Bewegungen gegen sie stoßen, werden sie zum Hindernis statt zur Hilfe. Prüfen Sie das vor Ihrer ersten Einheit, indem Sie Ihre Arme langsam in die grundlegenden Bewegungsrichtungen führen. Wenn die Armlehnen stören, ist ein Stuhl ohne Armlehnen die bessere Wahl.

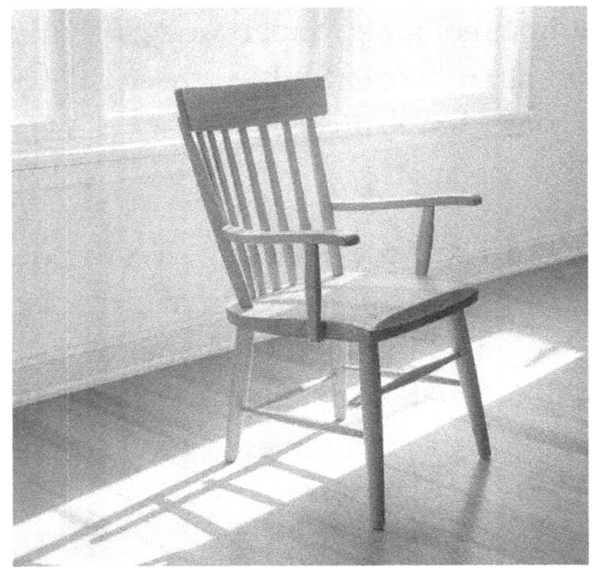 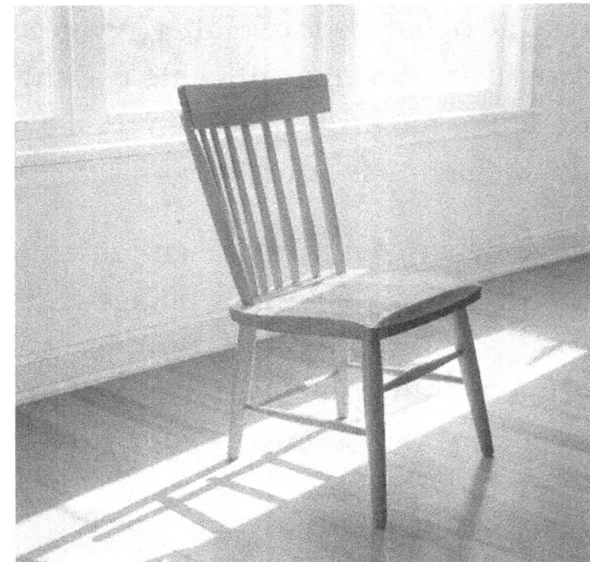

**Der ideale Übungsstuhl – Armlehne**    **Der ideale Übungsstuhl – Ohne Armlehnen**

## Den Stuhl vor dem Beginn testen

Sobald Sie Ihren Stuhl ausgewählt haben, führen Sie diesen einfachen Stabilitäts- und Komfortcheck vor Ihrer ersten Übungseinheit durch.

**Schritt 1:** Setzen Sie sich auf die vordere Hälfte der Sitzfläche, Füße flach auf dem Boden, hüftbreit auseinander. Prüfen Sie, ob Ihre Füße vollständig getragen werden.

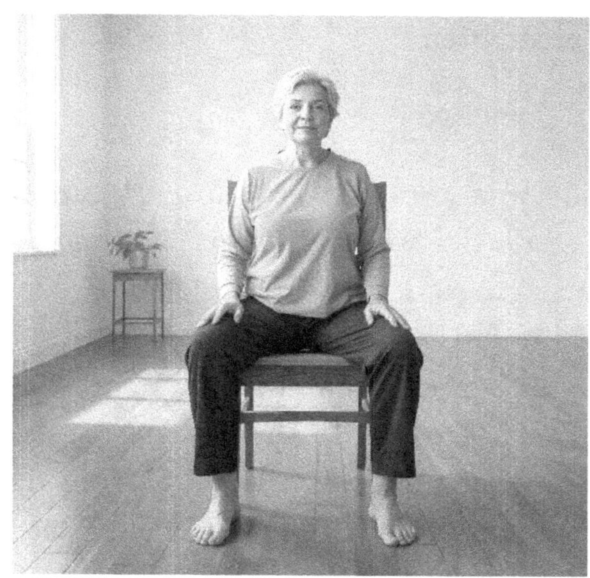

**Schritt 2:** Drücken Sie mit beiden Händen sanft, aber bestimmt auf die Seiten der Sitzfläche und verlagern Sie Ihr Gewicht leicht nach links und rechts. Der Stuhl sollte sich völlig unbeweglich anfühlen.

**Schritt 3:** Heben Sie beide Arme langsam seitlich und nach vorne, ähnlich einer sanften Schwungbewegung. Prüfen Sie, ob kein Teil des Stuhls die Bewegung blockiert.

**Schritt 4:** Drehen Sie Ihren Oberkörper sanft einige Grad nach rechts und dann nach links. Der Stuhl sollte dabei vollständig stabil bleiben. Besteht er alle Prüfungen, haben Sie Ihren Übungsstuhl gefunden.

**Ein Hinweis zur Aufstellung**

Stellen Sie Ihren Stuhl auf einen festen, ebenen Untergrund. Vermeiden Sie dicke Teppiche oder unebene Böden. Wenn Ihre Wohnung überwiegend mit dickem Teppichboden ausgestattet ist und kein härterer Untergrund zur Verfügung steht, legen Sie eine rutschfeste Matte unter die Stuhlbeine, um ein Verrutschen während der Praxis zu verhindern. Sorgen Sie dafür, dass auf beiden Seiten des Stuhls und davor mindestens 60 bis 90 Zentimeter freier Raum vorhanden sind, und hinter der Rückenlehne mindestens 30 Zentimeter Spielraum bleiben.

## 2.2 Den Übungsraum einrichten

### Die Umgebung ist Teil der Praxis

Tai Chi ist im Grunde eine Praxis des Aufmerksamseins. Alles daran, die Bewegung, der Atem, sogar der Raum, in dem Sie üben, ist darauf ausgerichtet, Ihre Wahrnehmung zu schärfen. Die Qualität Ihrer sensorischen Umgebung während dieser zehn Minuten hat einen direkten Einfluss darauf, wie leicht Sie auf diese Wahrnehmung zugreifen können. Ein unaufgeräumter, lauter oder schlecht beleuchteter Raum erzeugt geistige Reibung, gegen die Sie jedes Mal ankämpfen müssen, wenn Sie sich hinsetzen, um zu üben. Ein ruhiger, geordneter und einladender Raum bewirkt das Gegenteil. Er bereitet Ihr Nervensystem auf die Art entspannter Aufmerksamkeit vor, die Stuhl-Tai-Chi am wirkungsvollsten macht.

Ihren Übungsraum einzurichten bedeutet nicht, ein Zimmer neu zu gestalten. Es bedeutet, eine Reihe kleiner, bewusster Entscheidungen darüber zu treffen, wie Sie einen vorhandenen Raum in Ihrem Zuhause nutzen.

### Bodenbelag und körperliche Sicherheit

Der Boden rund um Ihren Übungsbereich ist aus zwei Gründen wichtig: Er beeinflusst die Stabilität Ihres Stuhls, und er beeinflusst, was in dem seltenen Fall passiert, dass Sie aufstehen, einen Schritt machen oder nach etwas greifen müssen.

Parkett, Laminat, Fliesen und kurzfloriger Teppich sind alle geeignete Untergründe. Dicker Hochflorteppich oder Teppiche, die sich aufwerfen oder verrutschen könnten, sind weniger ideal. Wenn Sie auf einem glatten Hartboden üben, stellen Sie sicher, dass die Stuhlbeine Gummienden oder rutschfeste Pads haben, um ein Gleiten zu verhindern.

Entfernen Sie vor jeder Einheit alle losen Teppiche, Matten, Elektrokabel, Spielzeug von Haustieren, niedrige Möbelstücke oder andere Gegenstände aus dem unmittelbaren Bereich um Ihren Stuhl. Sie brauchen keine große freie Fläche, nur genug, dass Sie beim leichten Vorbeugen oder Ausstrecken eines Arms oder Beins auf nichts Unerwartetes stoßen.

## Beleuchtung

Natürliches Licht ist ideal für die Übung am Morgen oder Mittag. Positionieren Sie Ihren Stuhl so, dass Sie von verfügbarem Tageslicht profitieren, am besten mit Blick auf ein Fenster oder daneben, aber nicht direkt in die Sonne. Natürliches Licht fördert die Wachheit, hebt die Stimmung und schafft ein Gefühl der Verbundenheit mit der Außenwelt, das viele Teilnehmerinnen und Teilnehmer als sanft belebend empfinden.

Für die abendliche Praxis oder in Räumen mit wenig Tageslicht verwenden Sie warmes, indirektes Licht anstelle greller Neonröhren. Das Ziel ist genug Licht, um bequem zu üben, Ihre Hände und Füße klar zu sehen und geistig wach zu bleiben, ohne die visuelle Härte, die Entspannung erschwert. Dimmer, Stehlampen oder Tischlampen mit warmem Licht funktionieren gut.

Vermeiden Sie das Üben bei sehr gedimmtem Licht oder in der Dunkelheit. Das ist sowohl eine Sicherheitsfrage als auch eine praktische. Ihr visuelles System trägt erheblich zu Ihrem Sinn für räumliche Orientierung und Gleichgewicht bei, und das Üben bei gutem Licht hält alle Ihre Sinnesinformationen im Einklang.

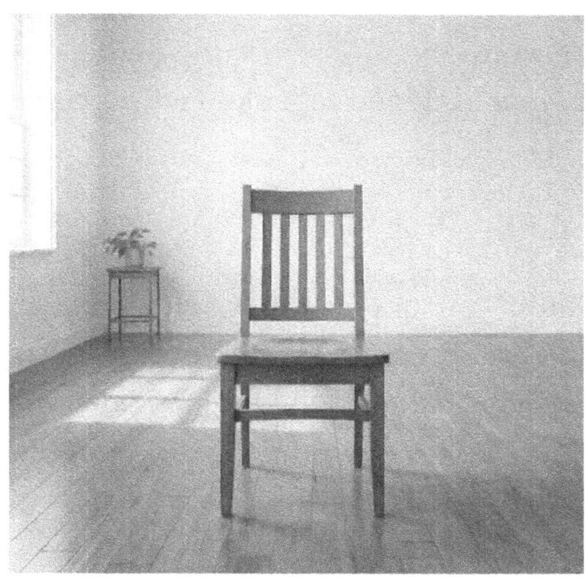

**Die Einrichtung des Übungsraums**

## Klangumgebung

Stille ist ideal, besonders in den ersten Wochen, wenn Sie Bewegungsabfolgen erlernen und eine fokussierte Aufmerksamkeit aufrechterhalten wollen. Selbst vertraute Hintergrundgeräusche, ein laufender Fernseher im Nebenzimmer, ein Radio oder Hintergrundgespräche, konkurrieren mit Ihrer Aufmerksamkeit auf eine Weise, die Ihnen erst auffällt, wenn Sie ohne sie üben und merken, wie viel ruhiger die Erfahrung sich anfühlt.

Wenn vollständige Stille in Ihrem Zuhause nicht möglich ist, versuchen Sie es mit sanfter Instrumentalmusik ohne Text. Traditionelle chinesische Instrumentalmusik ist eine klassische Wahl und über Streaming-Dienste weit verfügbar. Sanfte Naturgeräusche, ruhige klassische Musik oder Klangteppiche funktionieren ebenfalls gut. Entscheidend ist, dass die Musik kein aktives Zuhören erfordert. Sie soll im Hintergrund bleiben und die Klangumgebung weich gestalten, nicht Ihren Geist beschäftigen.

Schalten Sie Ihr Mobiltelefon vor jeder Einheit stumm oder aus. Wenn Sie einen Timer verwenden, stellen Sie ihn vor dem Beginn ein und legen Sie das Telefon mit dem Bildschirm nach unten. Die zehn Minuten, die Sie dieser Praxis widmen, gehören Ihnen, und sie verdienen dieselbe ungeteilte Aufmerksamkeit, die Sie einem Arzttermin oder einer Mahlzeit schenken würden, die Sie wirklich genießen wollen.

## Temperatur und Raumluft

Üben Sie in einem Raum mit angenehmer, gleichmäßiger Temperatur. Kalte Muskeln sind steifer und anfälliger für Beschwerden. Wenn es in Ihrem Zuhause kühl ist, ziehen Sie eine leichte Schicht Kleidung an oder wärmen Sie sich kurz mit kleinen Hand- und Handgelenksbewegungen auf, bevor Sie mit der Hauptabfolge der Einheit beginnen.

Frische Luft, wenn verfügbar, verbessert die Atemkomponente der Praxis. Wenn das Wetter es erlaubt, sorgt ein leicht geöffnetes Fenster für eine sanfte Frische, die viele Übende als förderlich für eine aufmerksamere und klarer denkende Einheit empfinden.

**Beständigkeit im Übungsraum schaffen**

Täglich am selben Ort zu üben, oder zumindest so konsequent wie möglich, trägt zu dem bei, was Verhaltenspsychologen „Umgebungsreize" nennen. Ihr Gehirn beginnt, einen bestimmten physischen Kontext mit einem bestimmten geistigen und körperlichen Zustand zu verknüpfen. Mit der Zeit beginnt das Gehen zu Ihrem Übungsstuhl und das Hinsetzen automatisch eine Verschiebung hin zu der entspannten Wachheit auszulösen, die Ihre Einheiten erfordern, noch bevor Sie den ersten Atemzug genommen haben.

Das ist nicht mystisch. Es ist derselbe Mechanismus, der Sie schläfrig werden lässt, wenn Sie sich in Ihr Bett legen, oder hungrig, wenn Sie sich an Ihren Küchentisch setzen. Umgebungen lösen Zustände aus. Bauen Sie diese Verknüpfung bewusst auf, und Ihre Praxis wird zunehmend leichter zugänglich, unabhängig davon, wie Ihr Tag verlaufen ist.

Selbst kleine, beständige Details helfen. Den Übungsstuhl jedes Mal an derselben Stelle zu platzieren, dieselbe Lichtquelle zu nutzen, ein Glas Wasser in derselben Tasse in der Nähe zu haben, diese kleinen Wiederholungen verstärken den Umgebungsreiz und vertiefen die Verknüpfung mit der Zeit.

**2.3 Sicherheit zuerst**

**Sicherheit ist keine Warnung. Sie ist eine Praxis.**

Früher habe ich in meinen Kursen den Sicherheitsteil immer schnell abgehandelt, weil ich zum „eigentlichen Inhalt" kommen wollte. Das war falsch. Ich habe schnell gelernt, dass Sicherheit die Praxis ist. Vorsichtig zu bewegen bedeutet nicht, ängstlich zu sein, es bedeutet, Ihren Körper mit dem Respekt zu behandeln, den er sich verdient hat.

Beides erfordert Bewusstsein. Beides erfordert Ehrlichkeit über Ihren gegenwärtigen Zustand. Beides erfordert die Bereitschaft, langsamer zu gehen, als Sie es für nötig halten, bis Sie die Reaktionen Ihres Körpers gut genug kennen, um informierte Entscheidungen über Tempo und Bewegungsradius zu treffen. Wenn Sie Sicherheit in diesem Geist angehen, hört sie auf, sich wie eine Liste von

Einschränkungen anzufühlen, und beginnt sich wie gelebter Selbstrespekt anzufühlen.

**Die Umgebung vor jeder Einheit vorbereiten**

Nehmen Sie sich vor jeder Übungseinheit neunzig Sekunden Zeit, um Ihre Umgebung zu prüfen. Das ist keine Empfehlung nur für Anfängerinnen und Anfänger. Es ist eine Gewohnheit, die erfahrene Übende während ihrer gesamten Praxisjahre aufrechterhalten, weil sich Umgebungen verändern und Aufmerksamkeit ihnen gegenüber niemals überflüssig wird.

Gehen Sie den Bereich um Ihren Übungsstuhl ab und räumen Sie alles weg, was seit dem letzten Mal hinzugekommen ist: eine Tasche, die nach dem Einkaufen abgestellt wurde, ein Haustier, das sich neben dem Stuhl niedergelassen hat, ein Glas Wasser auf dem Boden in der Nähe oder ein anderer Gegenstand, der den Raum einnimmt, in dem sich Ihre Füße oder Ihr Körper bewegen könnten. Vergewissern Sie sich, dass der Stuhl seit der letzten Nutzung nicht verrutscht ist und noch auf einem stabilen Untergrund steht.

Prüfen Sie, ob Ihr Schuhwerk geeignet ist. Für die Stuhl-Tai-Chi-Praxis sind flache, geschlossene Schuhe mit rutschfesten Sohlen ideal. Gut sitzende Sportschuhe oder robuste Flats mit Gummisohlen eignen sich gut. Vermeiden Sie hohe Absätze, lockere Pantoffeln, offene Sandalen oder Schuhwerk, das vom Fuß rutschen oder keinen sicheren Halt auf dem Boden bieten könnte. Wenn Sie lieber in Socken üben, wählen Sie Socken mit rutschfesten Griffflächen an der Unterseite, die speziell für Aktivitäten konzipiert sind, bei denen Stabilität wichtig ist.

**Körperliche Sicherheit während der Praxis**

Die Bewegungen in diesem Programm sind so gestaltet, dass sie gut innerhalb Ihres komfortablen Bewegungsradius bleiben. Sie sollten bei keiner Übung in diesem Buch Schmerzen verspüren. Ein leichtes Muskelgefühl, die sanfte Bestätigung, dass ein Muskel sanft beansprucht oder ein Gelenk durch seinen Bewegungsradius geführt wurde, ist normal und gesund. Scharfer Schmerz, Gelenkschmerz, Brustschmerz, Schwindel, Kurzatmigkeit oder jedes Gefühl, das sich falsch anfühlt, ist ein Signal, sofort aufzuhören.

Wenn Sie aufhören, ruhen Sie in Ihrem Stuhl. Atmen Sie langsam. Wenn das Gefühl schnell vergeht und Sie seine Ursache bestimmen können, etwa weil Sie sich in eine bestimmte Richtung zu weit oder zu schnell bewegt haben, können Sie die Praxis mit kleineren, vorsichtigeren Bewegungen fortsetzen. Wenn das Gefühl nicht nachlässt, wenn Sie irgendwelche Brustbeschwerden, ungewöhnliche Kurzatmigkeit, starken Schwindel oder scharfen ausstrahlenden Schmerz irgendwo im Körper verspüren, beenden Sie die Einheit für diesen Tag und wenden Sie sich vor der nächsten Einheit an Ihre Ärztin oder Ihren Arzt.

Üben Sie nicht unmittelbar nach einer großen Mahlzeit. Lassen Sie mindestens neunzig Minuten zwischen dem Essen und der Praxis vergehen, damit die Verdauung sich setzen kann und tiefes Atmen bequem möglich ist.

Wenn Sie kürzlich operiert wurden, gestürzt sind, eine akute Verletzung erlitten haben oder krank waren, warten Sie mit der Praxis, bis Sie ärztlich freigegeben wurden. Stuhl-Tai-Chi ist sanft genug, um für die meisten körperlichen Zustände geeignet zu sein, aber „sanft" bedeutet nicht „für jede Situation ohne Rücksprache geeignet."

**Zusammenarbeit mit Ihrem Gesundheitsteam**

Viele Teilnehmerinnen und Teilnehmer kommen auf Empfehlung ihrer Ärztin, ihres Physiotherapeuten oder ihrer Ergotherapeutin zum Stuhl-Tai-Chi, und diese Zusammenarbeit ist wirklich wertvoll. Wenn Sie eine regelmäßige medizinische Betreuung haben, erwägen Sie, zu erwähnen, dass Sie dieses Programm beginnen. Die meisten werden aufmunternd reagieren, und einige haben möglicherweise spezifische Empfehlungen auf der Grundlage Ihrer individuellen Krankengeschichte.

Wenn Sie bestimmte körperliche Erkrankungen haben, die Ihre Bewegung beeinflussen, etwa Wirbelkörperfrakturen, schwere Osteoporose, kürzliche Herzereignisse, unkontrollierten Blutdruck oder neurologische Erkrankungen, wenden Sie sich vor dem Beginn an Ihre Ärztin oder Ihren Arzt. In den meisten Fällen wird die Antwort eine angepasste Form der Praxis sein, keine Unterlassung, aber diese Orientierung zuerst zu erhalten ist die verantwortungsvolle und stärkende Wahl.

Physiotherapeutinnen und Physiotherapeuten sind besonders wertvolle Verbündete für Stuhl-Tai-Chi-Übende. Wenn Sie aktuell mit einer Physiotherapeutin oder einem Physiotherapeuten zusammenarbeiten, zeigen Sie ihnen dieses Buch. Viele sind mit Tai Chi als rehabilitativer Praxis vertraut und können Ihnen helfen, bestimmte Bewegungen an Ihre speziellen Bedürfnisse anzupassen.

**Der Stuhl als Sicherheitsanker**

Eines der wichtigsten Sicherheitsmerkmale dieser Praxis ist das, das immer genau bei Ihnen ist: der Stuhl. Bei jeder Bewegung, bei der Sie sich unsicher fühlen, können Sie Ihre Handflächen sanft auf die Armlehnen oder die Sitzfläche drücken, um Ihr Gefühl der Erdung wiederherzustellen. Bei allen Oberkörperbewegungen bleiben beide Füße flach auf dem Boden und beide Sitzknochen in Kontakt mit der Sitzfläche, was eine stabile dreigliedrige Basis bildet.

In der Stehversion des Tai Chi ist das Aufrechterhalten des Gleichgewichts eine aktive körperliche Anstrengung, die ständige Mikrokorrekturen erfordert. Im Stuhl-Tai-Chi nimmt der Stuhl diese Anstrengung vollständig auf, weshalb die Praxis gleichzeitig zugänglicher für Menschen mit Gleichgewichtsproblemen und fokussierter für alle anderen ist. Die Energie Ihres Körpers wird von der Arbeit des Nicht-Fallens hin zur Arbeit des Gut-Bewegens umgelenkt.

Verinnerlichen Sie das frühzeitig: Der Stuhl ist kein Zeichen dafür, dass Sie nicht stark genug sind, um zu stehen. Der Stuhl ist das Werkzeug, das jede Bewegung sauberer, kontrollierter und tiefer erfahrbar macht.

**2.4 Sich geistig auf die Praxis vorbereiten**

**Der Moment vor dem Beginn**

Es gibt einen besonderen Moment, den gute Tai-Chi-Lehrende in ihren Teilnehmerinnen und Teilnehmern kultivieren, und er ereignet sich vor der ersten Bewegung jeder Einheit. Es ist der Moment des Ankommens. Der Übergang von jemandem, der gleich üben wird, zu jemandem, der bereits in der Praxis präsent ist.

Die meisten von uns kommen zu jeder Aktivität mit dem kognitiven Rückstand von dem, was vorher war. Das ungelöste Gespräch von heute Morgen, die Aufgabe, die Sie immer wieder aufzuschieben gedenken, die Sorge, die ohne Vorwarnung auftaucht und im Hintergrund Ihres Bewusstseins Raum einnimmt. Das sind keine Probleme, die Sie lösen müssen, bevor Sie üben können. Es sind schlicht die natürlichen Inhalte eines vollen menschlichen Geistes. Sich geistig auf Stuhl-Tai-Chi vorzubereiten bedeutet nicht, den Geist von all dem zu leeren. Es bedeutet, es bewusst beiseite zu legen, so wie man eine Tasche abstellt, wenn man sich an einen Tisch setzt, im Wissen, dass sie da ist und man sie wieder aufnehmen kann, wenn man sie braucht.

**Eine Absicht setzen**

Eines der praktischsten und wirksamsten Werkzeuge für die geistige Vorbereitung ist das Setzen einer einfachen Absicht zu Beginn jeder Einheit. Eine Absicht in diesem Zusammenhang ist kein Ziel und kein Leistungsziel. Sie ist eine Qualität der Aufmerksamkeit oder des Engagements, die Sie in die nächsten zehn Minuten einbringen möchten.

Absichten wirken am besten, wenn sie kurz, auf das heutige Befinden zugeschnitten und vollständig in Ihrer Kontrolle sind. Hier sind Beispiele für Absichten, die meinen Teilnehmerinnen und Teilnehmern im Laufe der Jahre gut gedient haben:

- „Ich bewege mich so langsam, wie mein Atem es erlaubt."

- „Ich bemerke, wo ich Spannung halte, und lasse sie weich werden."

- „Ich bin geduldig mit mir, wenn sich eine Bewegung unvertraut anfühlt."

- „Ich gebe diese zehn Minuten vollständig dieser Praxis."

- „Ich behandle meinen Körper heute mit Freundlichkeit."

Sie müssen Ihre Absicht nicht aufschreiben, obwohl manche Teilnehmerinnen und Teilnehmer das hilfreich finden. Sie sprechen sie einfach leise zu sich selbst oder formen sie als klaren Gedanken zu Beginn der Einheit. Dieser kleine Akt der bewussten Ausrichtung hat eine messbare Wirkung auf die Qualität der folgenden Praxis, weil er Ihre Haltung von passiver Teilnahme hin zu aktivem, absichtsvollem Engagement verschiebt.

**Geduld: Die wichtigste Eigenschaft, die Sie mitbringen**

Tai Chi ist keine Praxis, bei der Anstrengung Ergebnisse im Verhältnis zu ihrer Intensität hervorbringt. Die Beziehung funktioniert tatsächlich fast umgekehrt. Je kraftvoller Sie sich zu bewegen versuchen, desto mehr Spannung bringen Sie in die Bewegung, und desto weniger wirksam werden die Vorteile des Tai Chi vermittelt. Je sanfter, langsamer und geduldiger Ihr Ansatz, desto tiefer greift die Praxis.

Das widerspricht dem Ethos der meisten westlichen Bewegungsformen, die auf der Prämisse aufgebaut sind, dass mehr Anstrengung besser ist. Qualität in der Sanftheit zu finden ist eine der ersten und lohnendsten Lektionen, die Stuhl-Tai-Chi vermittelt, und sie ist für viele Teilnehmerinnen und Teilnehmer eine, die sich sinnvoll darauf überträgt, wie sie auch andere Bereiche ihres Lebens angehen.

Erlauben Sie sich, Anfänger zu sein. Erlauben Sie sich, unvollkommen zu bewegen. Konzentrieren Sie sich in den ersten Wochen dieses Programms auf die Vertrautheit mit den Bewegungen, nicht auf deren Beherrschung. Wenn eine Bewegung zwei Wochen braucht, bis sie sich natürlich anfühlt, ist das kein langsamer Fortschritt. Das ist genau das richtige Tempo.

Viele Teilnehmerinnen und Teilnehmer sagen mir, dass sich die erste Woche der Praxis ungeschickt angefühlt hat, und dass sie sich in der dritten Woche nicht mehr vorstellen konnten, aufgehört zu haben. Die Teilnehmerinnen und Teilnehmer, die die dritte Woche erreichten, waren einfach diejenigen, die weitergemacht haben, ohne zu verlangen, weiter zu sein als sie waren.

**Während der Praxis präsent bleiben**

Die Qualität der Aufmerksamkeit, die Sie in jede Bewegung einbringen, ist das, was Stuhl-Tai-Chi von passivem Dehnen oder mechanischer Übungswiederholung unterscheidet. Wenn Sie sich mit echter Wahrnehmung bewegen, das Gewicht Ihres Arms spüren, die Länge Ihres Ausatems bemerken, die subtile Empfindung der Rotation in Ihrer Wirbelsäule beobachten, wird die Praxis zu etwas Lebendigem. Wenn der Geist wandert und der Körper auf Autopilot bewegt, mögen die Bewegungen noch stattfinden, aber vieles von dem, was Tai Chi einzigartig wertvoll macht, geht verloren.

Präsent zu bleiben erfordert keine außerordentliche geistige Disziplin. Es erfordert eine einfache, wiederholbare Strategie, um die Aufmerksamkeit zurückzubringen, wenn sie abschweift. Hier sind Ansätze, die für verschiedene Lerntypen gut funktionieren.

**Atembewusstsein.** Der einfachste und zuverlässigste Anker für gegenwärtige Aufmerksamkeit ist der Atem. Wann immer Sie bemerken, dass Ihr Geist abgeschweift ist, lenken Sie Ihren Fokus zurück auf die Empfindung der Luft, die durch Ihre Nasenlöcher einströmt, Ihre Lungen füllt und langsam entweicht. Aus diesem Moment des Atembewusstseins heraus lassen Sie die Bewegung wieder entstehen.

**Handbewusstsein.** Besonders bei Armbewegungen ist das Fokussieren der Aufmerksamkeit auf die Empfindung in Ihren Händen, ihre Wärme, ihr Gewicht, das Kribbeln, das sich manchmal entwickelt, wenn die Durchblutung verbessert wird, ein hochwirksamer Weg, in der unmittelbaren körperlichen Erfahrung der Praxis geerdet zu bleiben.

**Atemzüge zählen.** Manche Teilnehmerinnen und Teilnehmer finden, dass leises Zählen in den ersten Wochen hilfreich ist, wenn Bewegungsabfolgen noch nicht automatisch sind. Zählen Sie jeden Ausatem, von eins bis zehn, dann beginnen Sie neu. Das gibt dem analytischen Geist etwas Einfaches zu tun, während der Rest Ihrer Aufmerksamkeit sich sanft in die Bewegung hineinweicht.

**Sanfter Blickfokus.** Im traditionellen Tai Chi ist die Blickrichtung Teil der Praxis. Für Stuhl-Tai-Chi ist ein einfacher und wirksamer Ansatz, die Augen mit einem weichen, leicht unscharf fokussierten Blick etwa anderthalb bis drei Meter vor sich auf Augenhöhe ruhen zu lassen. Dieser leicht unscharfe „weiche Blick" wird mit derselben parasympathischen Nervensystem-Verschiebung in Verbindung gebracht wie tiefes Atmen und wird in vielen kontemplativen Praktiken als Werkzeug zur Beruhigung der Geistesaktivität eingesetzt.

**Der Abschluss jeder Einheit**

Wie Sie eine Übungseinheit beenden, ist genauso wichtig wie deren Beginn. Unmittelbar nach dem letzten Aufstehen vom Stuhl zur nächsten Aufgabe des Tages überzugehen schließt die Einheit ab, ohne deren Wirkungen sich setzen zu lassen.

Nach Ihrer letzten Bewegung jeder Einheit atmen Sie vollständig durch die Nase ein und durch den Mund aus. Lassen Sie Ihre Hände bequem in Ihrem Schoß ruhen. Sitzen Sie dreißig bis sechzig Sekunden lang einfach da und beobachten. Wie fühlen sich Ihre Hände an? Sind Ihre Schultern lockerer als zu Beginn? Ist Ihr Atem langsamer geworden? Gibt es irgendeine Empfindung von Wärme oder Kribbeln in den Armen, Händen oder der Wirbelsäule?

Diese Beobachtungen sind keine Leistungskennzahlen. Sie sind das Gespräch, das Ihr Körper mit Ihnen führt, und zu lernen, es zu hören, ist Teil dessen, was Stuhl-Tai-Chi mit der Zeit entwickelt. Die Teilnehmerinnen und Teilnehmer, die durch diese Praxis am feinsten auf ihren Körper abgestimmt werden, sind diejenigen, die sich diese stillen Momente des Wahrnehmens gönnen, sowohl am Ende der Einheiten als auch allmählich im Laufe ihres täglichen Lebens.

Stehen Sie langsam auf, besonders in den ersten Wochen. Nehmen Sie sich einen Moment in sitzender Position, bevor Sie aufstehen, lassen Sie sich bewusst auf den Übergang ein, und drücken Sie sich mit den Armlehnen hoch, wenn vorhanden. Es hat keine Eile. Die Praxis endet, wenn sie endet, nicht wenn der Timer klingelt.

Sie sind jetzt bereit zu beginnen.

# Kapitel 3: Grundlagen des sitzenden Tai Chi

Jede anspruchsvolle Praxis hat ein Fundament. In der Architektur ist es der Boden unter dem Bauwerk. In der Musik ist es die Fähigkeit, den Rhythmus zu halten, bevor man die Melodie hinzufügt. Im Stuhl-Tai-Chi sind es drei Dinge, die zusammenwirken: Atem, Haltung und grundlegende Bewegung. Beherrschen Sie diese drei, auch nur teilweise, auch unvollkommen, und alles andere in diesem Programm wird natürlicher ankommen und sich lohnender anfühlen.

In diesem Kapitel geht es nicht darum, Tai Chi aufzuführen. Es geht darum, es von innen heraus zu verstehen, zu verstehen, was Ihr Atem tut und warum, was Ihre Wirbelsäule tut und warum, und was passiert, wenn Sie eine Gliedmaße mit echter Langsamkeit und Absicht bewegen, anstatt einfach nur die Bewegungen auszuführen. Nehmen Sie sich Zeit mit diesem Kapitel. Lesen Sie es einmal, um sich vertraut zu machen, und kehren Sie dann während Ihrer ersten Übungswoche als Nachschlagewerk darauf zurück.

## 3.1 Richtige Atemtechniken

### Warum der Atem an erster Stelle steht

In den meisten herkömmlichen Bewegungsprogrammen ist das Atmen Nebensache. Im Stuhl-Tai-Chi ist der Atem nicht zufällig zur Bewegung. In vielerlei Hinsicht ist der Atem die Bewegung, und Arme, Rumpf und Beine drücken lediglich aus, was der Atem bereits tut.

Wenn Sie flach, schnell und unregelmäßig atmen, interpretiert Ihr Körper das als Stresssignal. Stresshormone steigen. Muskeln verspannen sich. Wenn Sie langsam und vollständig atmen, geschieht das Gegenteil. Das gesamte System, muskulär, neural, emotional, beginnt weich zu werden und sich zu öffnen.

Jede Bewegungsabfolge in diesem Programm ist um den Atem herum aufgebaut. Das bedeutet, Ihre erste Übung im Tai Chi ist nicht das Erlernen von Bewegung. Es ist das Erlernen, gut zu atmen.

**Zwerchfellatmen: Das Fundament**

Wir lernen jetzt neu, wie man atmet. Die meisten von uns atmen flach, oben in der Brust, besonders wenn wir gestresst sind. Im Tai Chi atmen wir tief in den Bauch hinein. Stellen Sie sich vor, einen Luftballon von unten nach oben zu füllen. Das ist nicht nur Technik, es ist ein Signal an Ihr Nervensystem, dass Sie sicher sind.

**Schritt 1:** Sitzen Sie aufrecht in Ihrem Übungsstuhl. Legen Sie eine Hand flach auf Ihre Brust und eine Hand flach auf Ihren Unterbauch, knapp unterhalb des Nabels.

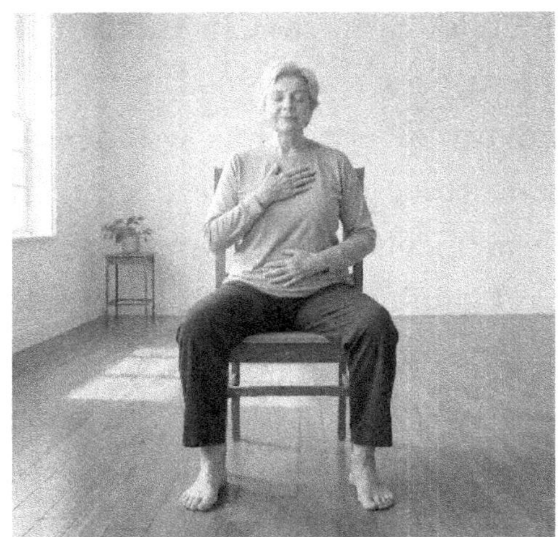

**Schritt 2:** Atmen Sie langsam durch die Nase ein. Lenken Sie den Atem nach unten, als würden Sie zuerst den unteren Teil Ihrer Lunge füllen. Die Hand auf Ihrem Bauch sollte sich sanft nach außen heben. Die Hand auf Ihrer Brust sollte sich kaum bewegen.

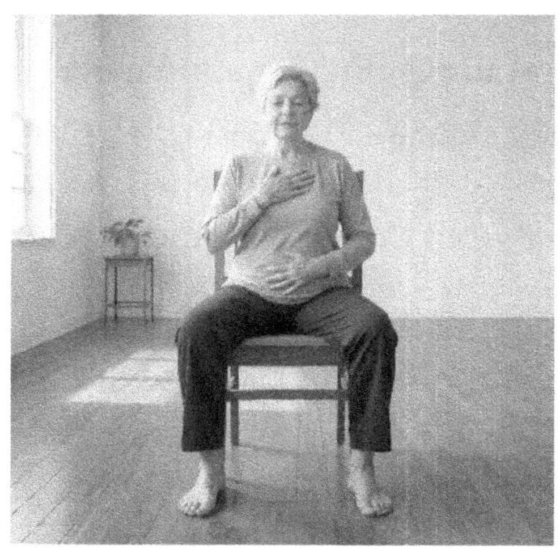

**Schritt 3:** Atmen Sie langsam durch den Mund aus. Lassen Sie den Bauch sanft einwärts weich werden, während der Atem sich löst. Lassen Sie den Ausatem völlig passiv sein, kein Drücken oder Pressen, nur Loslassen.

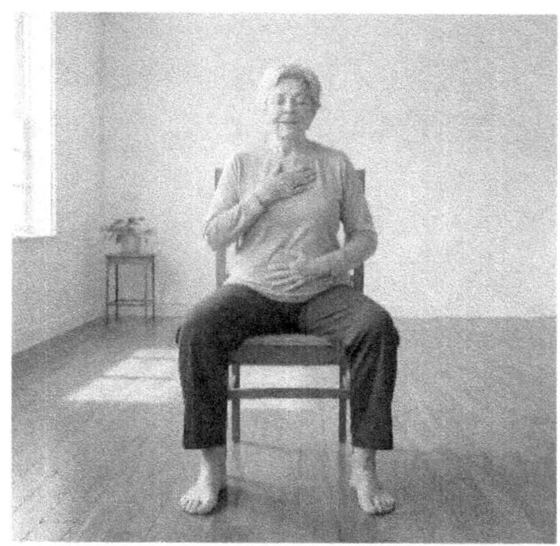

**Schritt 4:** Wiederholen Sie diesen Atemzyklus fünf bis sechs Mal und konzentrieren Sie sich ganz auf die Empfindung des sich hebenden und senkenden Bauches.

**Atem mit Bewegung koordinieren**

Sobald das Zwerchfellatmen zugänglich ist, verbinden Sie es mit Bewegung. Die Regel im Stuhl-Tai-Chi ist beständig und intuitiv: **Öffnende Bewegungen werden mit dem Einatmen verbunden, schließende Bewegungen werden mit dem Ausatmen verbunden.**

Ein einfaches Beispiel: Heben Sie beide Arme langsam vom Schoß seitlich nach außen und über den Kopf, während Sie einatmen.

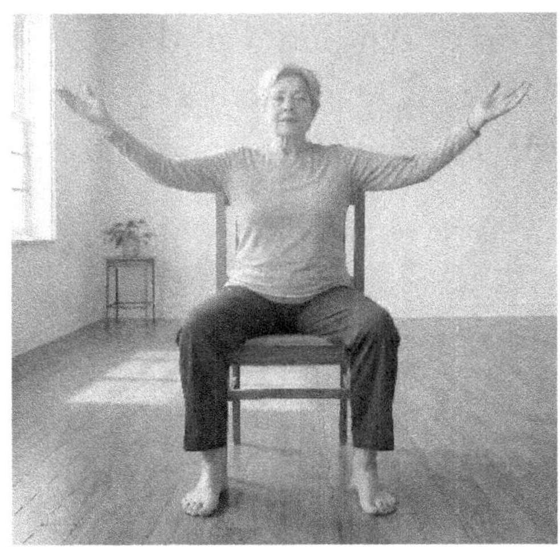

Senken Sie sie langsam zum Schoß zurück, während Sie ausatmen. Das Einatmen scheint die Arme zu heben. Das Ausatmen scheint sie zurückzuführen.

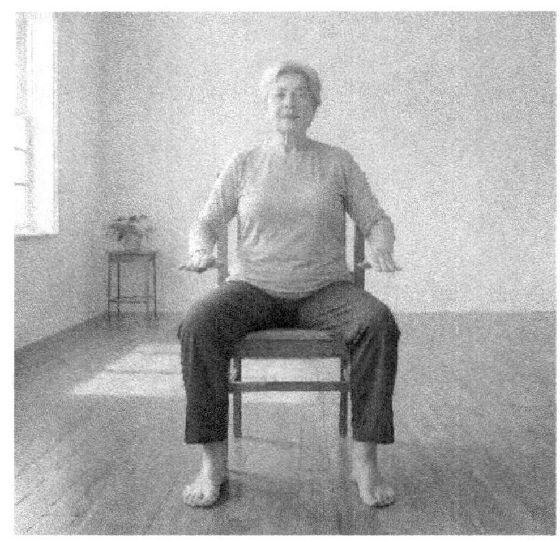

Üben Sie dieses einfache Arme-Heben und -Senken dreimal, bevor Sie eine andere Bewegung in diesem Kapitel versuchen. Die Bewegung wartet immer auf den Atem, nicht umgekehrt.

**Der Ausatem als Schlüssel zur Entspannung**

Während des Ausatmens übernimmt das parasympathische Nervensystem, und der Körper entspannt sich messbar. Machen Sie Ihren Ausatem mindestens so lang wie Ihren Einatem, idealerweise etwas länger. Wenn Sie auf vier zählen einatmen, atmen Sie auf fünf oder sechs aus.

## 3.2 Sitzende Haltung und Ausrichtung

### Haltung als Architektur der Bewegung

Gute sitzende Haltung im Tai Chi ist weder starr noch angespannt. Sie ist organisiert, das heißt, alle Körpersegmente sind in einer Beziehung gestapelt, die einen natürlichen Gewichtstransfer ermöglicht, Muskeln ohne Überkompensation arbeiten lässt und dem Atem freies Fließen erlaubt.

### Die Elemente der richtigen sitzenden Haltung

**Die Sitzknochen und das Becken:** Sitzen Sie auf der vorderen Hälfte Ihrer Sitzfläche. Spüren Sie, wie beide Sitzknochen gleichmäßig und geerdet die Sitzfläche berühren. Von dieser Erdung aus kann sich Ihre Wirbelsäule auf natürliche Weise nach oben erheben.

**Die Wirbelsäule:** Stellen Sie sich einen Faden vor, der am höchsten Punkt Ihres Kopfes befestigt ist und die Schädelkuppe sanft nach oben zur Decke zieht. Die Wirbelsäule verlängert sich. Die Brust öffnet sich leicht. Der untere Rücken findet seine natürliche Kurve.

**Die Schultern:** Lassen Sie die Schultern von den Ohren wegfallen. Zu Beginn jeder Einheit und in jedem Moment während der Praxis, in dem Sie bemerken, dass die Schultern nach oben kriechen, nutzen Sie den Ausatem, um sie wieder loszulassen.

**Hände und Arme:** In der Ruheposition liegen Ihre Hände locker im Schoß. Die Finger sind weder geballt noch steif ausgestreckt, einfach locker.

**Die Füße:** Beide Füße liegen flach auf dem Boden, hüftbreit auseinander. Das Gewicht verteilt sich gleichmäßig über den gesamten Fuß.

**Kopf und Blick:** Der Kopf sitzt ausbalanciert auf der Wirbelsäule, das Kinn weder scharf eingezogen noch aggressiv angehoben. Der Blick ist nach vorne gerichtet, mit einer sanften, leicht unscharf fokussierten Qualität.

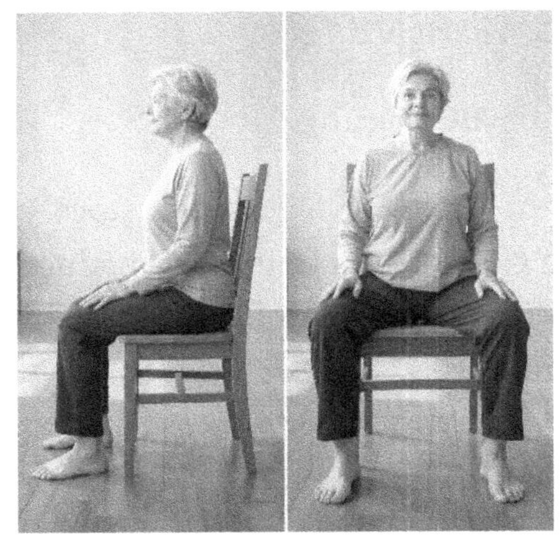

Die richtige Sitzhaltung


## Gute Haltung und häufige Haltungsfehler

**Gerundeter unterer Rücken:** Das Becken kippt nach hinten, der untere Rücken rundet sich, die Brust fällt zusammen. Korrektur: Rollen Sie das Becken nach vorne, bis die Sitzknochen fest und gleichmäßig die Sitzfläche berühren.

**Übermäßige Lendenlordose:** Das Becken kippt zu weit nach vorne. Korrektur: Ziehen Sie den Unterbauch sanft einwärts und aufwärts.

**Hochgezogene und verspannte Schultern:** Schultern nach oben in Richtung Ohren gezogen. Korrektur: Nutzen Sie den Ausatem zum Loslassen, oder übertreiben Sie das Hochziehen der Schultern, halten Sie zwei Sekunden, dann vollständig loslassen.

**Vorgeschobener Kopf:** Der Kopf ragt über die Schulterlinie hinaus nach vorne. Korrektur: Ziehen Sie das Kinn sanft zurück, bis sich die Rückseite des Nackens verlängert.

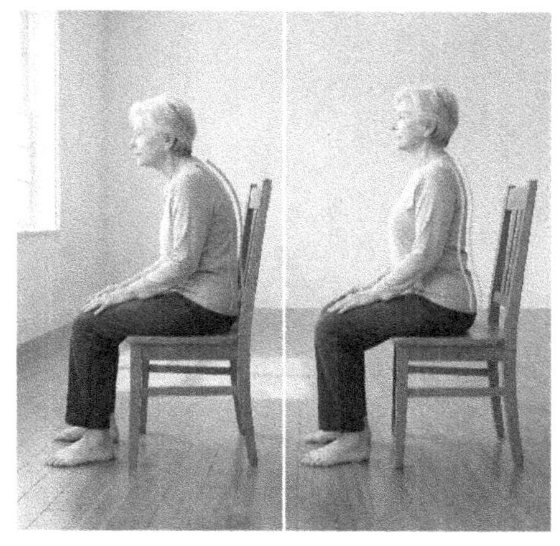

Schlechte Haltung   Richtige Haltung

## 3.3 Grundbewegungen: Armschwünge, Beinstreckungen und Seitdehnungen

**Mit Absicht bewegen**

Die drei Grundbewegungen in diesem Abschnitt bilden die Bausteine jeder Übungsabfolge im kommenden Vier-Wochen-Programm. Bevor Sie eine Bewegung versuchen, stellen Sie Ihren Atem und Ihre Haltung wieder her, wie in den Abschnitten 3.1 und 3.2 beschrieben.

### 3.3.1 Übung 1: Sanfte Armschwünge

**Zweck:** Die Schultergelenke aufwärmen, die Muskeln des oberen Rückens lockern, die Durchblutung der Arme verbessern und die grundlegende Koordination von Atem und Bewegung etablieren.

**Ausgangsposition:** Sitzen Sie aufrecht, Füße flach auf dem Boden hüftbreit auseinander, Hände liegen locker im Schoß mit Handflächen nach unten, Schultern entspannt.

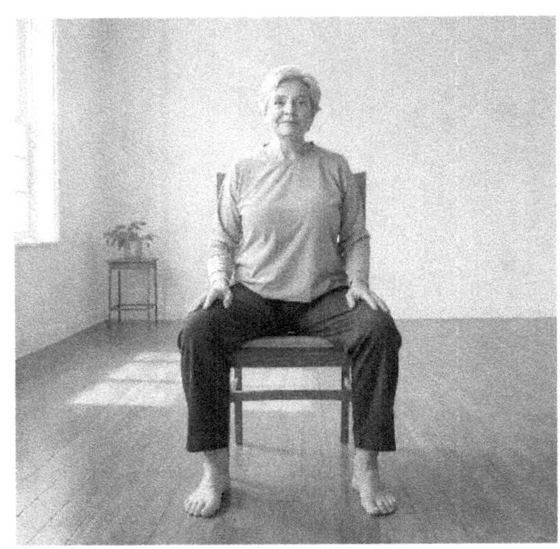

## Schritt 1: Verwurzeln und Atmen

Verteilen Sie Ihr Gewicht gleichmäßig im Stuhl. Spüren Sie beide Sitzknochen geerdet. Nehmen Sie einen vollständigen Zwerchfelatem, bevor Sie eine Bewegung beginnen.

## Schritt 2: Die Arme vorwärts schweben lassen

Lassen Sie beim Einatmen beide Arme langsam vom Schoß vorwärts und aufwärts schweben, angeführt von den Handrücken. Lassen Sie die Arme auf ungefähr Schulterhöhe steigen, Ellbogen weich und leicht gebeugt.

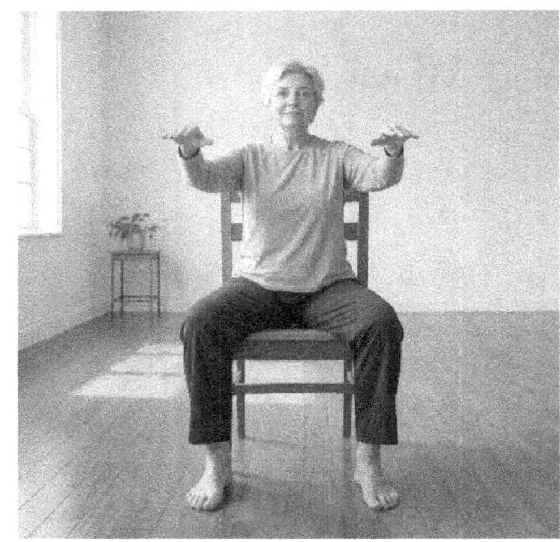

## Schritt 3: Öffnen und Ausweiten

Am höchsten Punkt des Einatmens, mit Armen auf Schulterhöhe, halten Sie für einen natürlichen Moment inne. Spüren Sie die sanfte Weitung über der Brust und die Offenheit durch die Schultern.

## Schritt 4: Beim Ausatmen senken

Lassen Sie beim Ausatmen die Arme langsam zurück zum Schoß schweben, Handflächen nach unten, als würden Sie sanft die Luft darunter drücken. Die Arme kommen erst in den Schoß zurück, wenn der Ausatem vollständig ist.

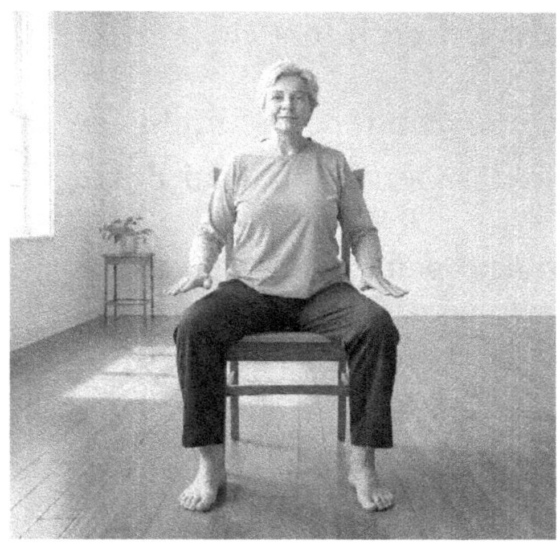

**Wiederholungen:** Vier bis sechs vollständige Atemzüge pro Einheit.

**Modifikation:** Wenn das Heben der Arme auf Schulterhöhe Beschwerden verursacht, begrenzen Sie das Schweben auf fünf bis acht Zentimeter vom Schoß. Der Nutzen der Atem-Bewegungs-Koordination bleibt bei jedem Bewegungsradius erhalten.

## 3.3.2 Übung 2: Sitzende Beinstreckungen

**Zweck:** Die Quadrizeps und Hüftbeuger aktivieren, die Beweglichkeit des Kniegelenks verbessern, die Durchblutung in den unteren Gliedmaßen anregen und sanfte Beinkraft aufbauen.

**Ausgangsposition:** Sitzen Sie aufrecht, leicht nach vorne auf der Sitzfläche. Die Hände liegen zur leichten Unterstützung auf den Oberschenkeln oder Armlehnen.

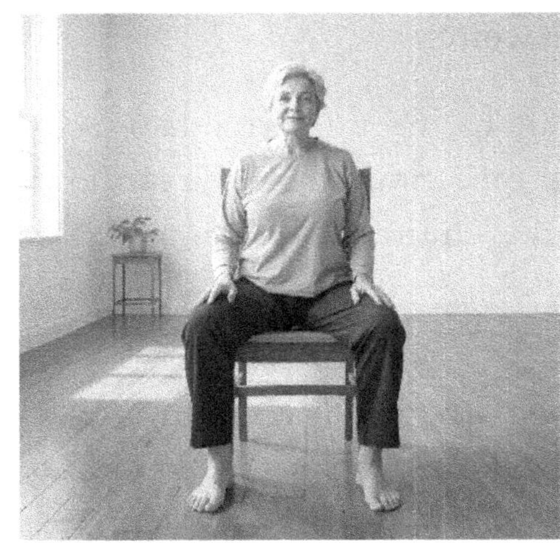

**Schritt 1: Verwurzeln und Vorbereiten**

Erden Sie beide Füße in den Boden. Nehmen Sie einen einzigen langsamen Atemzyklus. Bemerken Sie das Gewicht beider Beine, die auf dem Stuhl ruhen.

**Schritt 2: Ein Bein gleiten und schweben lassen**

Gleiten Sie beim Einatmen den rechten Fuß langsam entlang des Bodens nach vorne und strecken Sie das rechte Bein vor sich aus. Beugen Sie den Fuß sanft aufwärts, so dass die Zehen zur Decke zeigen.

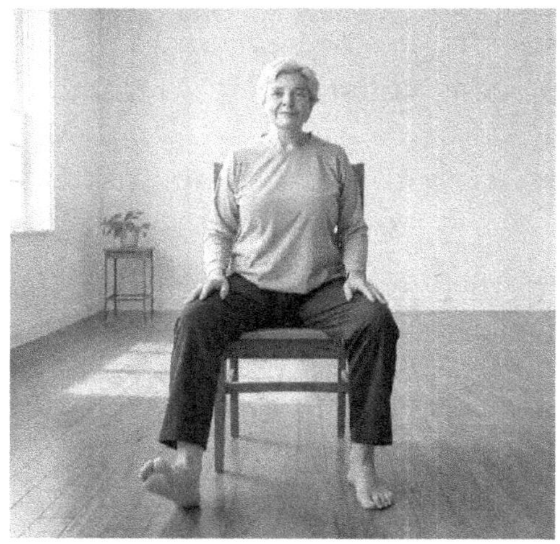

**Schritt 3: Halten und Atmen**

Halten Sie in der gestreckten Position für einen Atemzyklus inne. Bemerken Sie die leichte Aktivierung entlang der Oberschenkeloberseite. Halten Sie den Rumpf aufrecht und die Schultern entspannt.

**Schritt 4: Beim Ausatmen zurückkehren**

Senken Sie beim Ausatmen den Fuß langsam zurück auf den Boden und gleiten Sie ihn zur Ausgangsposition zurück. Lassen Sie den Ausatem die Rückkehr leiten.

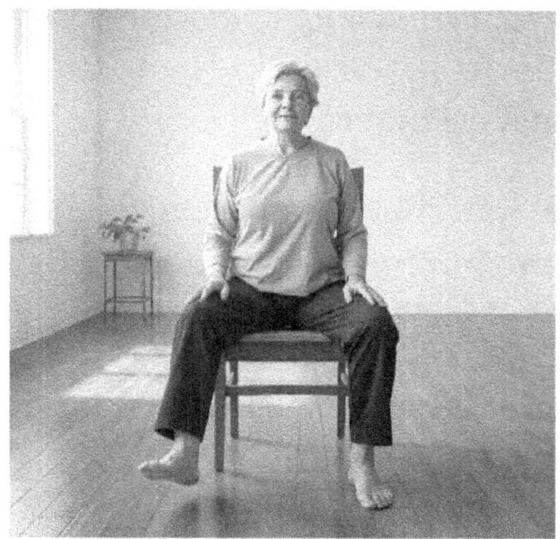

**Wiederholungen:** Drei bis fünf vollständige Zyklen mit wechselnden Seiten pro Einheit.

**Modifikation:** Bei erheblicher Kniesteifheit begrenzen Sie die Streckung auf ein sehr kleines Vorwärtsgleiten. Selbst wenige Zentimeter erhalten den neuromuskulären Aktivierungsnutzen.

### 3.3.3 Übung 3: Sanfte Seitdehnungen

**Zweck:** Die seitlichen Rumpfmuskeln dehnen, die Beweglichkeit der Brustwirbelsäule verbessern, die Zwischenrippenmuskeln für tieferes Atmen öffnen und fließende Dehnbewegungen kultivieren.

**Ausgangsposition:** Sitzen Sie aufrecht, Füße flach auf dem Boden hüftbreit auseinander, Hände liegen leicht auf den Oberschenkeln.

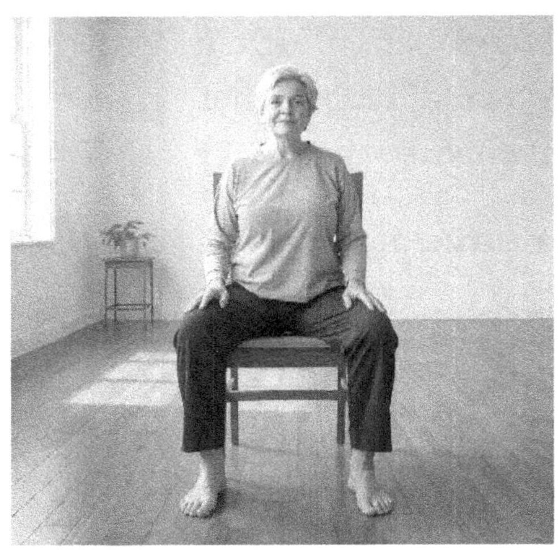

## Schritt 1: Verwurzeln und Verlängern

Drücken Sie beide Füße sanft in den Boden. Nehmen Sie einen langsamen Atemzug. Beim Ausatmen spüren Sie, wie der höchste Punkt des Kopfes sich leicht hebt.

## Schritt 2: Rechten Arm beim Einatmen schweben lassen

Lassen Sie beim Einatmen den rechten Arm in einem weiten Bogen vom Oberschenkel aufwärts und auswärts schwingen, an der Körperseite vorbei, nach oben zur Decke. Die linke Hand bleibt zur Stabilität auf dem linken Oberschenkel.

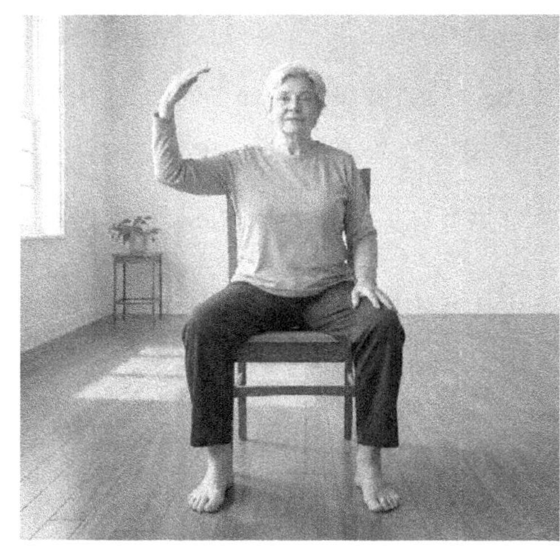

**Schritt 3: Dehnen und die Neigung zulassen**

Am höchsten Punkt des Einatmens, mit dem rechten Arm nach oben ausgestreckt, lassen Sie den Körper als Antwort auf die Dehnung sanft nach links neigen. Spüren Sie die lange Dehnlinie von der rechten Hüfte durch die Taille, durch die Rippen, durch den Arm und hinaus durch die Fingerspitzen.

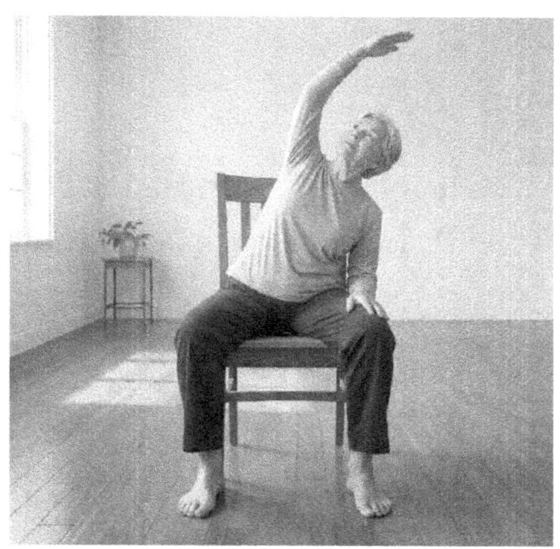

**Schritt 4: Zurückführen und fließen**

Beim Ausatmen schwingen Sie den rechten Arm in seinem Bogen zurück zum Schoß. Wenn er sich annähert, lassen Sie den linken Arm seinen Aufwärtsschwung ohne Pause beginnen, wodurch ein kontinuierlicher, wechselseitiger Fluss entsteht.

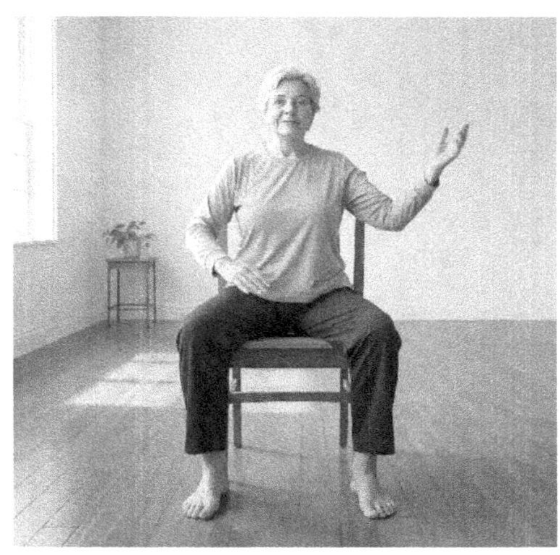

**Wiederholungen:** Drei bis vier vollständige Zyklen mit wechselnden Seiten pro Einheit.

**Modifikation:** Wenn das Dehnen über den Kopf Schulterbeschwerden verursacht, begrenzen Sie den Armschwung auf eine Vorwärtsdiagonale statt vollständig über den Kopf, um den seitlichen Dehnnutzen zu erhalten und gleichzeitig die Schulteranforderung zu verringern.

### Die drei Grundlagen zusammenführen

Diese drei Elemente, Atem, Haltung und grundlegende Bewegung, sind nicht drei getrennte Dinge. Sie sind eine Praxis, ausgedrückt durch drei Blickwinkel. Wenn Ihr Atem mit Ihrer Bewegung koordiniert ist, verbessert sich Ihre Haltung auf natürliche Weise. Wenn Ihre Haltung ausgerichtet ist, vertieft sich Ihr Atem. Wenn Ihre Bewegungen langsam und absichtsvoll sind, regulieren sich sowohl Atem als auch Haltung von selbst.

Widmen Sie sich in Ihren ersten Übungseinheiten jedem Element einzeln. Im Laufe der ersten Woche werden Sie beginnen, Momente zu bemerken, in denen sie auf natürliche Weise zusammenkommen, Momente, in denen der Atem eine Bewegung leitet, ohne dass Sie sie bewusst steuern müssen, Momente, in denen ein Arm in einem Bogen schwingt mit einer Leichtigkeit, die Sie überrascht.

Diese Momente sind das, worauf dieses Kapitel Sie vorbereitet hat.

# Kapitel 4: Häufige Stuhl-Tai-Chi-Bewegungen

Bis jetzt haben Sie sich mit den drei Säulen des Stuhl-Tai-Chi vertraut gemacht: Atem, Haltung und die einführenden Bewegungen, die Ihnen ein Gespür dafür gegeben haben, wie sie zusammenwirken. Kapitel 3 hat die Tür geöffnet. Dieses Kapitel führt Sie hindurch.

Die Bewegungen hier sind das Kernvokabular Ihres Vier-Wochen-Programms. Jede Bewegung hat ihren eigenen Zweck, ihren eigenen körperlichen Nutzen und ihre eigene Beziehung zu Atem und Ausrichtung. Zusammen bilden sie die Abfolgen, die Sie in den kommenden Wochen täglich üben werden.

Ein wichtiger Hinweis: Die Armschwünge und Seitdehnungen aus Kapitel 3 haben das Fundament für die Abschnitte 4.1 und 4.2 gelegt. Diese Abschnitte bauen nun auf diesem Fundament auf, mit Verfeinerungen und größerer Bewegungstiefe, anstatt die Grundlagen von vorne zu wiederholen.

## 4.1 Sitzende Armschwünge

### Auf dem Fundament aufbauen

In Kapitel 3 haben Sie das Vorwärtsschweben der Arme als Atem-Koordinationsübung geübt. Der sitzende Armschwung erweitert dies zu einer vollständigeren, dynamischeren Bewegung, die eine sanfte Pendelqualität, Richtungsvariationen und eine bewusste Einbeziehung des Schultergürtels hinzufügt.

Das Schultergelenk hat den größten Bewegungsradius aller Gelenke des Körpers. Bei bewegungsarmen älteren Erwachsenen verkürzen und versteifen sich die Muskeln und das Bindegewebe rund um die Schulter häufig durch langanhaltende Körperhaltungen mit nach vorne gewandtem Blick. Regelmäßige Armbewegungen über den vollen Bogen sind eine der wirksamsten Methoden, dieser fortschreitenden Einschränkung entgegenzuwirken.

Eine Teilnehmerin in einem meiner Kurse in einer Pflegeeinrichtung hatte fast drei Jahre lang durch Schultersteifheit nicht mehr ohne Schmerzen an den Hinterkopf greifen können. Nach vier Wochen täglicher Armschwünge berichtete sie, zum ersten Mal seit Anfang siebzig ihre Haare wieder ohne Beschwerden kämmen zu können. Ihre Physiotherapeutin bestätigte beim nächsten Termin messbare Verbesserungen der Außenrotation der Schulter.

**Ausgangsposition:** Sitzen Sie aufrecht, Füße flach auf dem Boden hüftbreit auseinander. Hände liegen locker im Schoß, Handflächen nach innen zu den Oberschenkeln hin. Schultern gesenkt und entspannt.

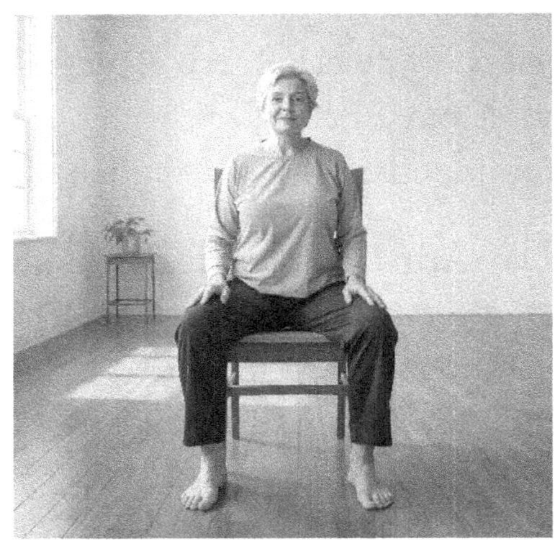

## Schritt 1: Ankommen und verbinden

Nehmen Sie einen vollständigen Atemzyklus, bevor Sie beginnen. Beim Ausatmen lassen Sie die Schultern vollständig sinken. Spüren Sie die leichte Schwere der entspannten Hände im Schoß.

## Schritt 2: Vorwärtsschwung beim Einatmen

Lassen Sie beim Einatmen beide Arme sanft vorwärts und aufwärts schwingen, Ellbogen weich. Erlauben Sie einen ganz leichten natürlichen Schwung, anstatt bewusst zu heben. Steigen Sie auf Schulterhöhe oder so hoch, wie es angenehm ist. Handflächen zeigen beim Aufsteigen der Arme nach unten.

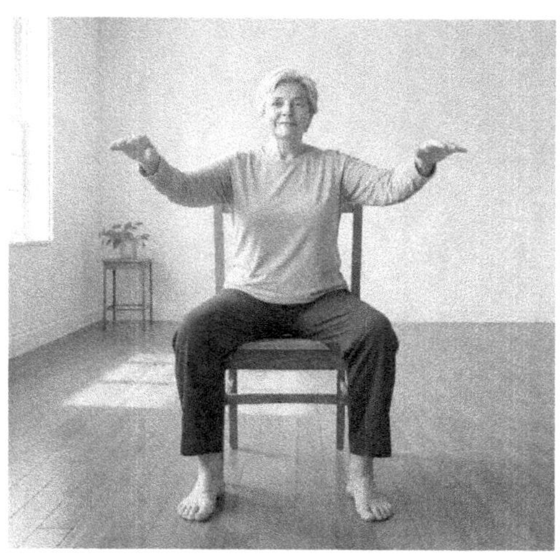

**Schritt 3: Am höchsten Punkt nach außen schwingen**

Auf Schulterhöhe, ohne Pause, lassen Sie die Arme sanft nach außen schwingen und sich leicht voneinander weg öffnen, so dass sie beim Absteigen etwas breiter als schulterbreit auseinander sind.

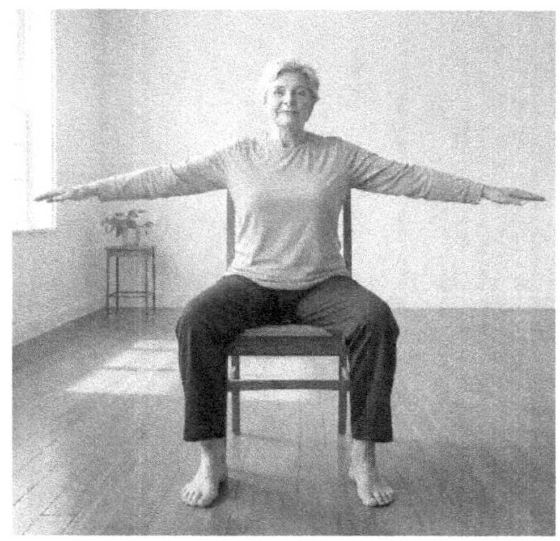

**Schritt 4: Rückschwung beim Ausatmen**

Beim Ausatmen lassen Sie die Arme nach unten und leicht einwärts schwingen, kehren natürlich, geleitet vom Ausatem und der Schwerkraft, in den Schoß zurück. Die Hände landen sanft, ohne abruptes Stoppen.

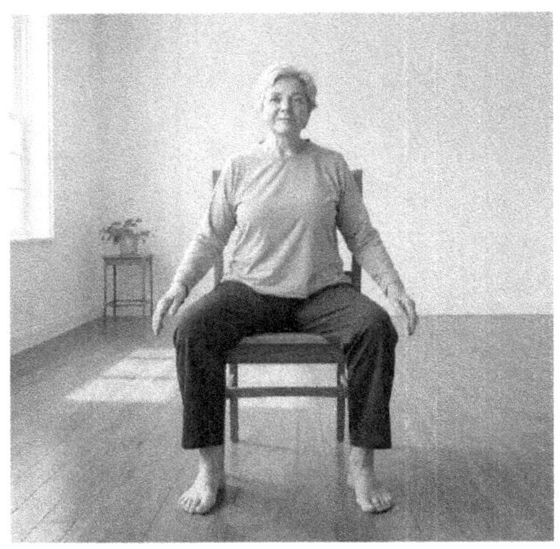

**Wiederholungen:** Sechs bis acht vollständige Zyklen pro Einheit.

**Modifikation:** Bei Schulterimpingement oder eingeschränktem Bewegungsradius den Bogen kleiner halten, nur bis Brusthöhe steigen und den Ausschwung am höchsten Punkt weglassen, bis sich der Bewegungsradius verbessert.

## 4.2 Sitzende Seitdehnungen

### Von der Einführung zum vollen Ausdruck

Die Seitdehnung wurde in Kapitel 3 als einseitige Armstreckung eingeführt. Hier entwickelt sie sich zu einem vollständigeren beidseitigen Ausdruck, der die Seiten in einer fließenden Abfolge abwechselt und der Wirbelsäulenrotation, die das seitliche Strecken natürlich begleitet, mehr Aufmerksamkeit schenkt.

Die Brustwirbelsäule neigt bei bewegungsarmen älteren Erwachsenen zu fortschreitender Steifheit, was die Atemtiefe einschränkt, zu einer gerundeten Oberkörperhaltung beiträgt und die Qualität aller Oberkörperbewegungen mindert. Die sitzende Seitdehnung erhält und stellt die thorakale Beweglichkeit direkt und zugänglich wieder her.

**Ausgangsposition:** Sitzen Sie aufrecht, Füße flach auf dem Boden hüftbreit auseinander. Beide Hände liegen leicht auf den Oberschenkeln. Wirbelsäule lang. Schultern gesenkt.

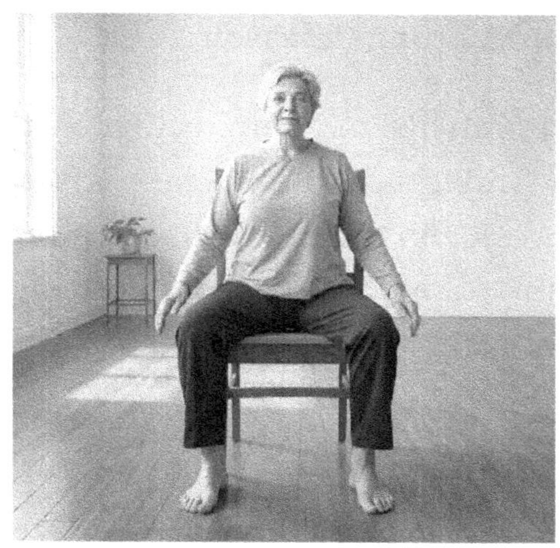

## Schritt 1: Verwurzeln und verlängern

Drücken Sie beide Füße fest in den Boden. Nehmen Sie einen langsamen Atemzug. Beim Ausatmen spüren Sie, wie der Scheitel des Kopfes sich leicht hebt, wenn die Wirbelsäule sich sanft nach oben zieht.

## Schritt 2: Rechten Arm beim Einatmen schweben lassen

Beim Einatmen führen Sie den rechten Arm in einem weiten, großzügigen Bogen vom Oberschenkel aufwärts und auswärts, an der Körperseite vorbei und nach oben zur Decke. Die linke Hand bleibt auf dem linken Oberschenkel. Wenn der rechte Arm aufsteigt, lassen Sie die rechte Seite des Rumpfes sich natürlich verlängern.

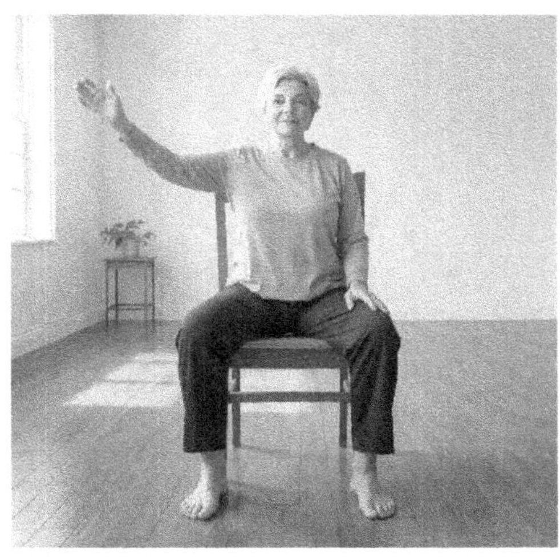

## Schritt 3: Dehnen und die Neigung zulassen

Am höchsten Punkt des Einatmens, mit dem rechten Arm nach oben ausgestreckt, lassen Sie den Körper als Antwort auf die Dehnung sanft nach links neigen. Der linke Sitzknochen drückt fester in die Sitzfläche. Spüren Sie die lange Dehnlinie von der rechten Hüfte durch die Taille, durch die Rippen, durch den Arm und hinaus durch die Fingerspitzen.

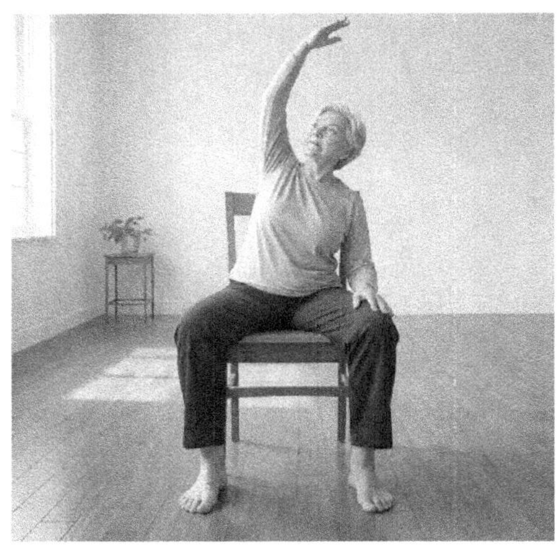

## Schritt 4: Zurückführen und in die Gegenseite fließen

Beim Ausatmen führen Sie den rechten Arm in seinem Bogen zurück zum Schoß. Wenn er sich nähert, lassen Sie den linken Arm ohne Pause seinen Aufwärtsschwung beginnen, wodurch ein fließender, abwechselnder Rhythmus entsteht, wie der sanfte Rhythmus einer langsamen Welle.

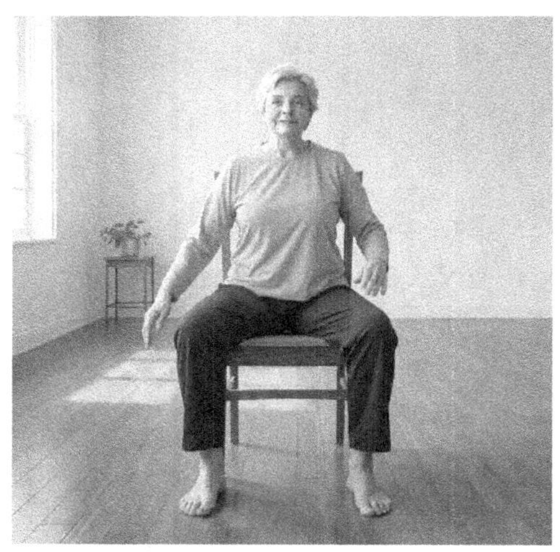

**Wiederholungen:** Vier bis sechs vollständige Zyklen mit wechselnden Seiten pro Einheit.

**Modifikation:** Bei Schultereinschränkungen die Dehnung mit gebeugtem Ellbogen ausführen, die Hand nur bis Ohrhöhe führen, statt vollständig über den Kopf zu strecken.

### 4.3 Sitzende Kniehübe

**Eine neue Bewegung: Unterkörper-Aktivierung**

Während Armschwünge und Seitdehnungen hauptsächlich durch den Oberkörper und Rumpf wirken, führt der sitzende Kniehub eine gezielte Unterkörper-Aktivierung ein. Er baut auf der Beinstreckung aus Kapitel 3 auf, indem er die primäre Bewegung vom Vorwärtsstrecken des Beins hin zum Aufwärtsheben des Knies verändert, was eine andere Muskelgruppe anspricht und ergänzende Vorteile erzeugt.

Die Hüftbeuger und Quadrizeps, die hier beansprucht werden, sind die Muskeln, die am direktesten für das Auftreten, das Treppensteigen und das Aufstehen vom Stuhl verantwortlich sind, was sie zu den funktionell wichtigsten Muskelgruppen für die tägliche Selbstständigkeit älterer Erwachsener macht.

**Ausgangsposition:** Sitzen Sie aufrecht, leicht nach vorne auf der Sitzfläche. Hände liegen leicht auf Armlehnen oder Oberschenkeln. Füße flach auf dem Boden hüftbreit auseinander.

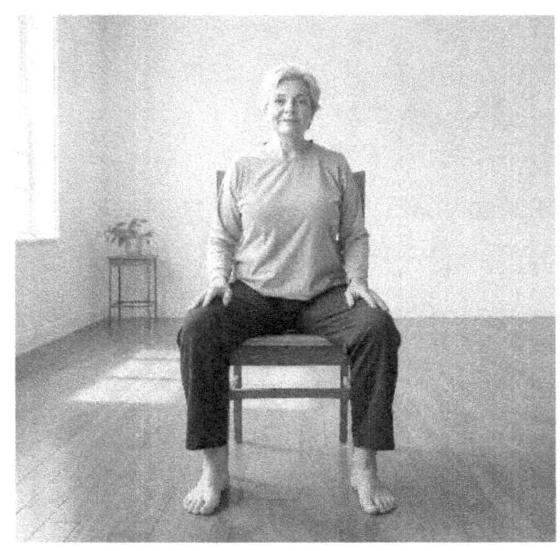

**Schritt 1: Verwurzeln und stabilisieren**

Erden Sie beide Füße in den Boden. Nehmen Sie einen langsamen Atemzyklus. Beim Ausatmen aktivieren Sie den Unterbauch ganz sanft, ziehen den Nabel leicht einwärts, ohne den Atem anzuhalten.

**Schritt 2: Rechtes Knie beim Einatmen heben**

Heben Sie beim Einatmen langsam den rechten Fuß vom Boden, indem Sie das rechte Knie aufwärts führen. Der Fuß folgt dem Knie auf natürliche Weise. Heben Sie das Knie auf eine angenehme Höhe. Der linke Fuß bleibt fest auf dem Boden.

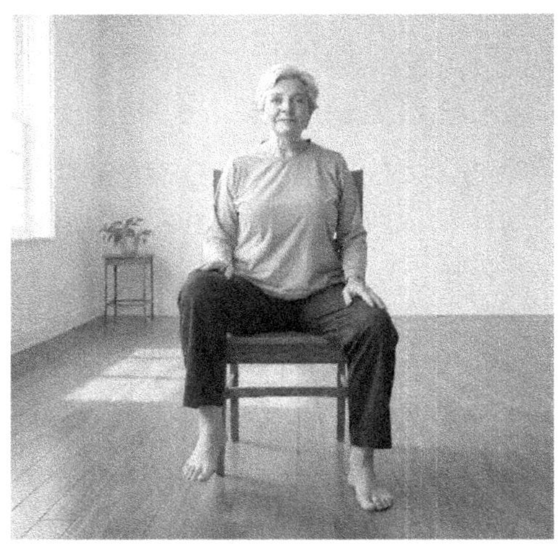

**Schritt 3: Am höchsten Punkt halten**

Am höchsten Punkt des Einatmens halten Sie das Knie auf seiner angehobenen Höhe für eine natürliche Atempause. Halten Sie den Rumpf aufrecht. Widerstehen Sie der Tendenz, sich nach hinten zu lehnen, wenn das Knie steigt.

**Schritt 4: Beim Ausatmen senken**

Beim Ausatmen senken Sie den rechten Fuß langsam mit Kontrolle zurück auf den Boden, lassen ihn nicht fallen. Spüren Sie, wie der Fuß bewussten, geerdeten Kontakt mit dem Boden aufnimmt, bevor Sie die Aufmerksamkeit auf die linke Seite lenken.

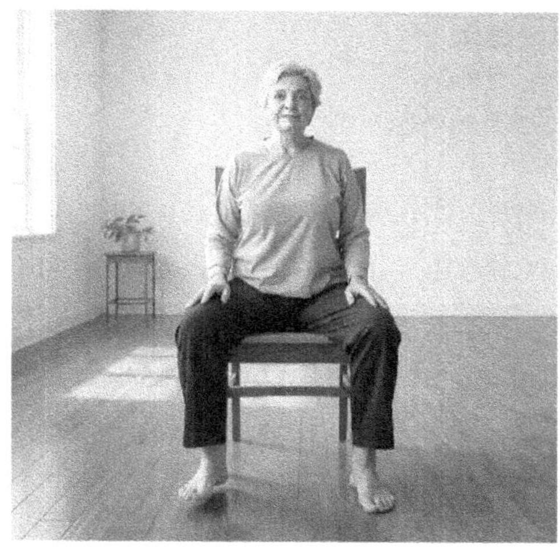

**Wiederholungen:** Vier bis sechs vollständige Zyklen mit wechselnden Seiten pro Einheit.

**Variation:** Nach dem Kniehub eine sanfte Beinstreckung aus dem Knie hinzufügen, das Unterschenkel leicht strecken, bevor der Fuß zurück auf den Boden geführt wird.

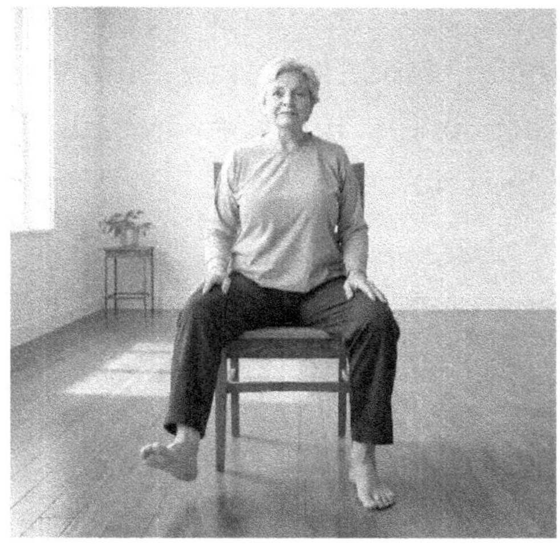

**Modifikation:** Bei Hüftprothesen oder erheblicher Hüftarthritis nur die Ferse vom Boden heben, mit minimalem Kniehub.

## 4.4 Tai Chi Drückbewegungen

### Die Sprache des Tai Chi in Bewegung

Die Drückbewegung schöpft direkt aus einer der grundlegenden Gesten der traditionellen Tai-Chi-Form, die im Chinesischen als „An" bekannt ist, was Drücken oder Vorwärtsstoßen bedeutet. Im Stuhl-Tai-Chi wird sie als ein beidseitiges Vorwärts- und leicht nach unten gerichtetes Drücken aus der Brust angepasst, ausgeführt mit dem vollen Gewicht langsamer Atmung und bewusster Absicht.

Anders als die Armschwung-Bewegungen, die auf Pendelmomentum setzen, ist der Druck vollständig innerlich angetrieben. Er erfordert die volle Zusammenarbeit von Atem, Haltung und Aufmerksamkeit. Die beanspruchten Muskeln sind dieselben, die beim Aufdrücken einer schweren Tür, beim Abstützen an einer Oberfläche und bei jeder Aktivität verwendet werden, die kontrollierte Vorwärtskraft erfordert.

**Ausgangsposition:** Sitzen Sie aufrecht, Füße flach auf dem Boden. Bringen Sie beide Hände auf Brusthöhe, Handflächen nach vorne und leicht nach unten zeigend, Finger zeigen nach oben. Ellbogen gebeugt und vor dem Brustkorb knapp unter Schulterhöhe positioniert.

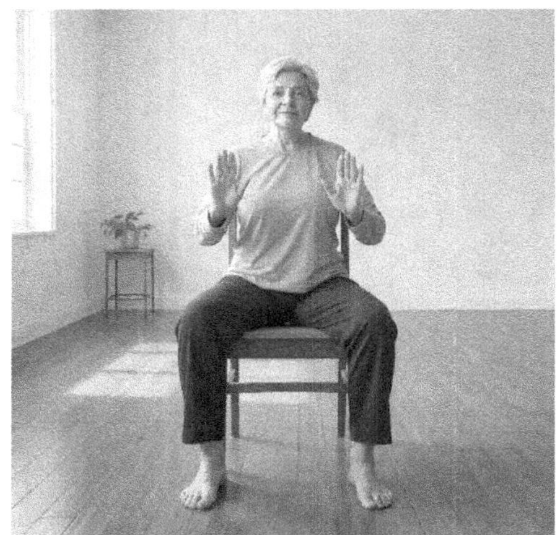

**Schritt 1: Sammeln und verwurzeln**

Spüren Sie das Gewicht der Hände auf Brusthöhe. Erden Sie die Füße fest. Nehmen Sie einen langsamen Atemzug zum Ankommen und Finden der Haltung. Bemerken Sie die sanfte Aktivierung der Schultermuskulatur, die die Hände mühelos auf Brusthöhe hält.

**Schritt 2: Drücken beim Ausatmen beginnen**

Mit Beginn eines langen, langsamen Ausatmens drücken Sie beide Handflächen vorwärts und ganz leicht nach unten, als würden Sie gegen eine widerstandsfähige, aber nachgebende Fläche auf Brusthöhe drücken. Die Arme strecken sich langsam und gleichmäßig aus, während der Ausatem fortschreitet.

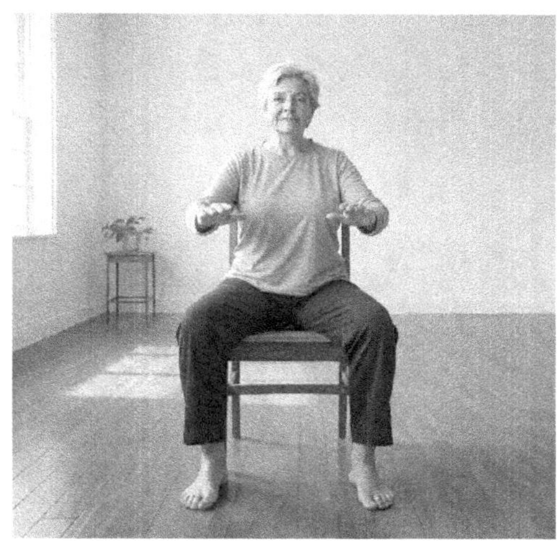

**Schritt 3: Vollständige Streckung am Ende des Ausatmens**

Wenn der Ausatem endet, sind die Arme nach vorne gestreckt, Ellbogen bleiben weich gebeugt, Handflächen nach vorne, Finger zeigen nach oben. Die Ellbogen nicht durchstrecken. Halten Sie kurz in der vollen Streckung inne.

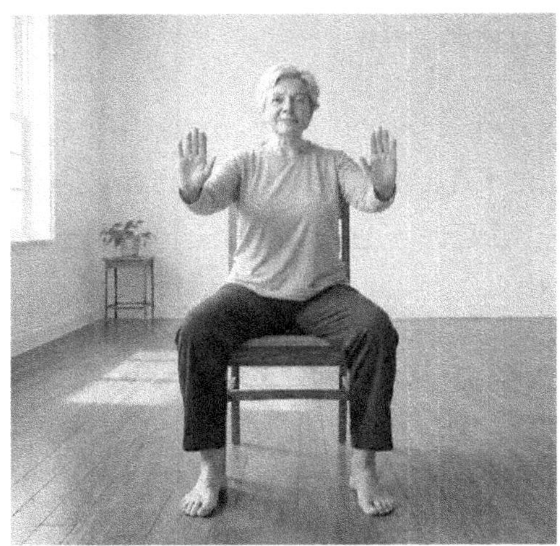

## Schritt 4: Rückkehr beim Einatmen

Beim Einatmen ziehen Sie beide Hände langsam zurück zur Brust, beugen die Ellbogen und kehren durch den Weg des Drückens zurück. Die Handgelenke führen die Rückkehr, ziehen einwärts, als würden Sie etwas zur Mitte der Brust hin sammeln.

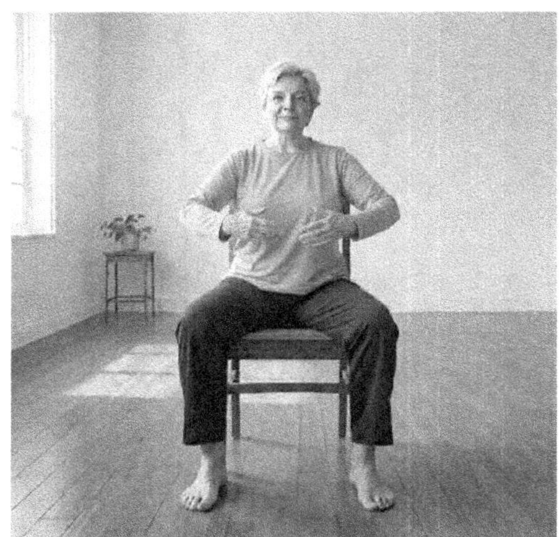

**Wiederholungen:** Vier bis sechs vollständige Drück-und-Rückkehr-Zyklen pro Einheit.

**Modifikation:** Bei Schultereinschränkungen einen kleineren Druck ausführen, die Arme nur teilweise nach vorne strecken, dabei dieselbe Atemkoordination und Absichtqualität beibehalten.

## 4.5 Sitzende Tai Chi Gehbewegungen

### Gehen ohne Aufstehen

Die sitzende Tai-Chi-Gehbewegung simuliert die abwechselnde Bein-Arm-Koordination des Gehens, vollständig vom Stuhl aus ausgeführt. Sie aktiviert die Hüftbeuger, Quadrizeps und Rumpfstabilisatoren und trainiert gleichzeitig die körperübergreifende neuronale Koordination, die für einen flüssigen, sicheren Gang im Alltag grundlegend ist.

Bei vielen Seniorinnen und Senioren hat die Verbindung zwischen rechtem Arm und linkem Bein und zwischen linkem Arm und rechtem Bein über Jahre reduzierter Aktivität an Synchronisation verloren. Die sitzende Tai-Chi-Gehbewegung trainiert diese Verbindungswege direkt in einer sicheren, sitzenden Umgebung, von der die Vorteile dann auf das tatsächliche Gehen übertragen werden.

**Ausgangsposition:** Sitzen Sie aufrecht mit Füßen flach auf dem Boden hüftbreit auseinander. Arme hängen locker an den Seiten, Hände auf Hüfthöhe. Wirbelsäule lang, Schultern gesenkt.

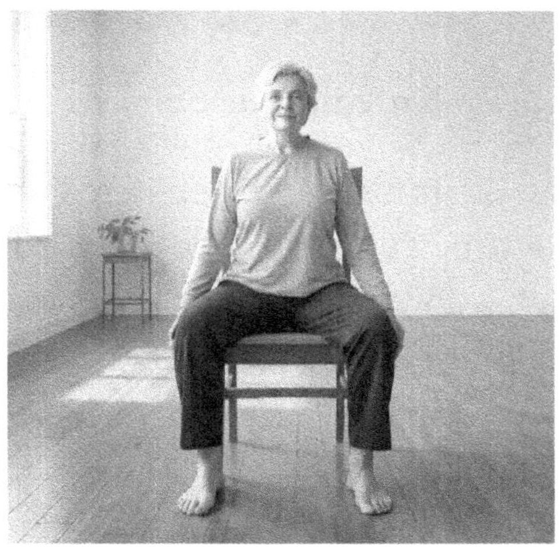

### Schritt 1: Den Atemrhythmus finden

Bevor Sie eine Gliedmaßenbewegung beginnen, atmen Sie zwei vollständige Zyklen und spüren Sie den natürlichen Rhythmus des Atems. Die sitzende Tai-Chi-Gehbewegung verwendet einen längeren Atemzyklus, beim Einatmen über zwei Schritte und beim Ausatmen über zwei Schritte, so dass das Atmen sich ohne Eile anfühlt, auch wenn Bein- und Armbewegungen kontinuierlich alternieren.

**Schritt 2: Rechtes Knie heben und linken Arm schwingen**

Beim ersten Zählen des Einatmens das rechte Knie aufwärts heben, während gleichzeitig der linke Arm von der Hüfte nach vorne schwingen darf, als würde man einen natürlichen Gehschritt machen. Der rechte Arm bewegt sich leicht nach hinten und spiegelt dabei die gegenüberliegende Arm-Bein-Koordination des echten Gehens wider.

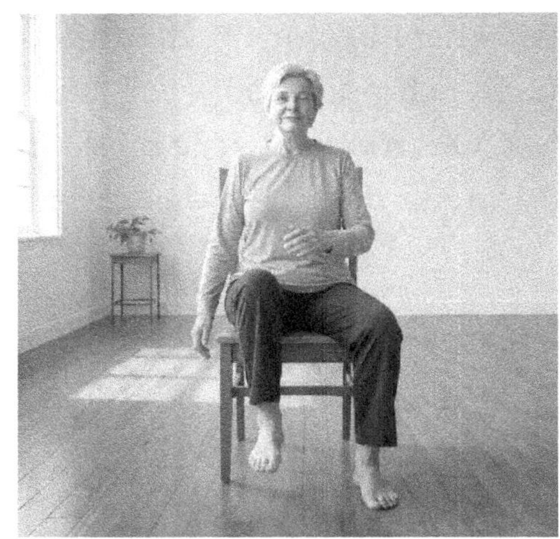

**Schritt 3: Übergang zu linkem Knie und rechtem Arm**

Beim zweiten Zählen des Einatmens den rechten Fuß zurück auf den Boden senken, während das linke Knie aufwärts gehoben wird, gleichzeitig den rechten Arm nach vorne schwingen, während der linke Arm sich leicht zurückbewegt. Der Übergang ist fließend und kontinuierlich, ohne Pause zwischen den Seiten.

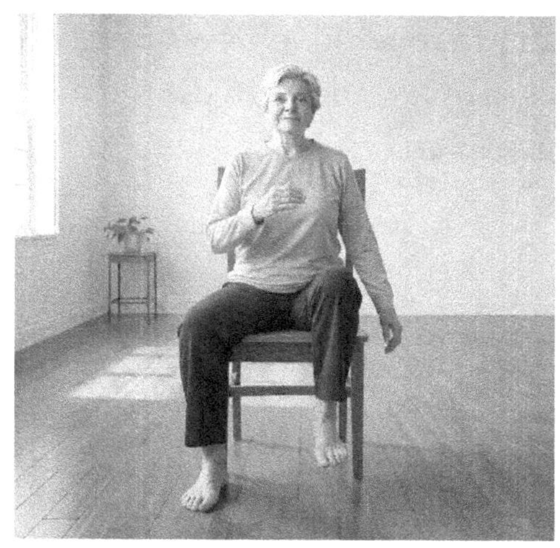

## Schritt 4: Durch den Ausatem fortfahren

Beim Ausatmen das abwechselnde Muster für zwei weitere Zähler fortführen, rechts und links. Den Rhythmus seinen eigenen natürlichen Takt finden lassen, einen, der zum Atem passt, ohne Zählen zu erfordern. Arme und Beine sollten beginnen, sich wie ein koordiniertes Ganzes anzufühlen.

**Wiederholungen:** Sechs bis acht vollständige Atemzyklen, ungefähr acht bis zwölf abwechselnde Schritte pro Seite, pro Einheit.

**Modifikation:** Bei erheblicher Hüftbeugereifheit einfach die Ferse vom Boden heben, während die Zehen unten bleiben, kombiniert mit dem Armschwung. Das Training der körperübergreifenden Koordination bleibt auch bei diesem minimalen Bewegungsradius erhalten.

## Die Bewegungen zusammenführen

Die fünf Bewegungen in diesem Kapitel ergeben nun, kombiniert mit den Atem- und Haltungsgrundlagen aus Kapitel 3, eine vollständige, ausgewogene Übungseinheit. Die Armschwünge wärmen den Schultergürtel auf. Die Seitdehnungen öffnen die Brustwirbelsäule und den seitlichen Körper. Die Kniehübe aktivieren die Hüftbeuger und den Unterkörper. Der Druck baut koordinierte Oberkörperkraft und gezielte Kraft auf. Die sitzende Tai-Chi-Gehbewegung fasst alles in dem funktionell relevantesten Bewegungsmuster des täglichen Lebens zusammen.

In dieser Reihenfolge geübt, bereitet jede Bewegung den Körper auf die nächste vor. Lernen Sie sie jetzt gut kennen. Die Zeit, die Sie hier investieren, wird sich bei jeder folgenden Einheit auszahlen.

# Kapitel 5: Woche 1 — Sanfte Einführung in die Bewegungen

Willkommen zu Ihrer ersten Übungswoche. Hier wird alles, was Sie gelesen haben, zu etwas, das Sie tatsächlich spüren.

Ihre einzige Aufgabe in dieser Woche ist es, dabei zu sein. Machen Sie sich keine Gedanken darüber, die Bewegungen perfekt hinzubekommen oder ein „Brennen" zu spüren. Gewöhnen Sie sich einfach daran, im Stuhl zu sitzen, Atem zu nehmen und Ihren Körper mit Absicht zu bewegen. Wenn Sie sich anfangs ein wenig unbeholfen fühlen, machen Sie es richtig.

Jede tägliche Einheit in dieser Woche folgt derselben einfachen Struktur: eine Aufwärmphase zur Vorbereitung der Gelenke, eine Atem-und-Haltungs-Einchecken zur Verankerung Ihrer Aufmerksamkeit und die einführenden Bewegungen, die das Fundament Ihrer Praxis bilden. Behalten Sie möglichst denselben Stuhl, denselben Raum und dieselbe ungefähre Tageszeit bei. Erscheinen Sie. Bewegen Sie sich sanft. Atmen Sie. Das ist die vollständige Aufgabe für Woche 1.

## 5.1 Aufwärmen: Sanfte Dehnungen

### Warum Aufwärmen wichtig ist

Kalte Gelenke und verspannte Muskeln bewegen sich nicht gut, und sie ohne Vorbereitung durch Tai-Chi-Abfolgen zu führen, ist die häufigste Ursache für die kleinen Beschwerden, die Anfängerinnen und Anfänger entmutigen, weiterzumachen. Das Aufwärmen ist nicht optional. Es ist die erste Bewegung Ihrer Praxis.

Die drei folgenden Aufwärmübungen dauern ungefähr zwei bis drei Minuten und bereiten die Gelenke, die im Stuhl-Tai-Chi am meisten beansprucht werden, systematisch vor: den Nacken, die Schultern und die Handgelenke.

### 5.1.1 Aufwärmübung 1: Nackenrollen

**Zweck:** Gewohnheitsmäßige Verspannungen in der Halswirbelsäule und den umgebenden Nackenmuskeln lösen, den Bewegungsradius des Halses verbessern und die Steifheit abbauen, die viele Menschen aus Schlafpositionen oder langem Bildschirmarbeiten mitbringen.

**Ausgangsposition:** Sitzen Sie aufrecht, Füße flach, Hände im Schoß. Wirbelsäule lang, Schultern gesenkt.

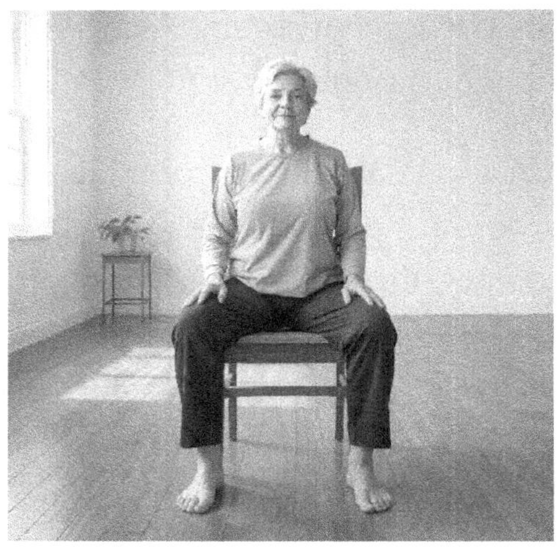

**Schritt 1:** Nehmen Sie einen vollständigen Atemzug. Beim Ausatmen lassen Sie das Kinn sanft zur Brust sinken und spüren Sie die Dehnung durch die Rückseite des Nackens.

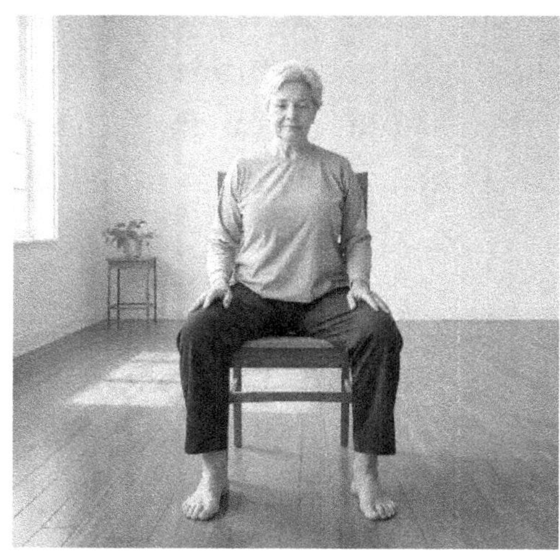

**Schritt 2:** Beim Einatmen rollen Sie den Kopf langsam nach rechts, bringen das rechte Ohr zur rechten Schulter. Schulter unten lassen; Ohr zur Schulter bringen, nicht Schulter zum Ohr.

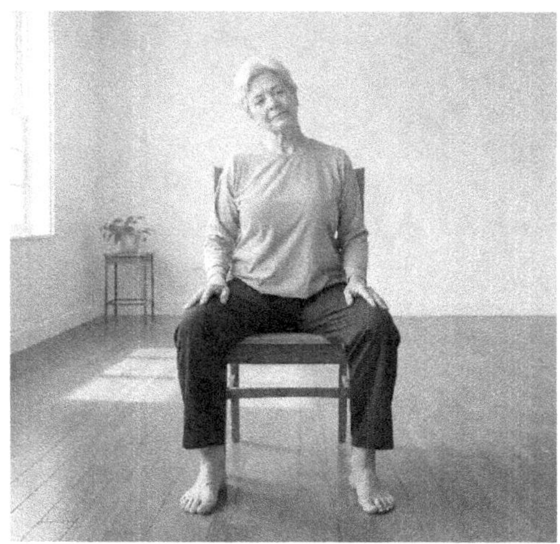

**Schritt 3:** Nehmen Sie eine natürliche Atempause auf der rechten Seite, dann ausatmen und das Kinn langsam durch den vorderen Bogen zurück zur Brust rollen.

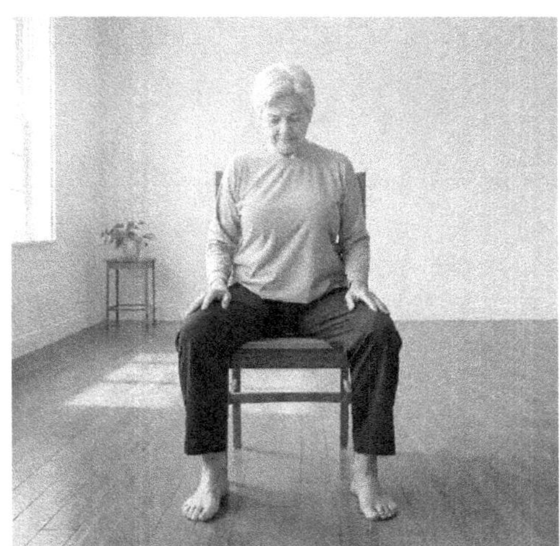

**Schritt 4:** Beim Einatmen weiter nach links rollen, linkes Ohr bewegt sich zur linken Schulter. Pause, atmen, dann ausatmen und das Kinn zur Mitte zurückführen, Kopf langsam in die Neutralposition heben.

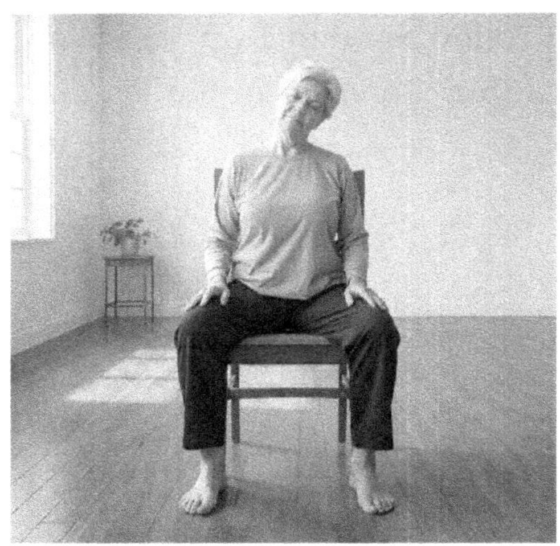

**Wiederholungen:** Zwei vollständige, langsame Rollen in jede Richtung.

**Wichtiger Hinweis:** Den Kopf nicht nach hinten rollen, um einen vollständigen Kreis zu vollenden. Alle Nackenbewegungen nur im vorderen Halbbogen halten.

### 5.1.2 Aufwärmübung 2: Schulterkreisen

**Zweck:** Das Schultergelenk aufwärmen, Verspannungen im oberen Trapezmuskel lösen und die Durchblutung des Schultergürtels vor den Armbewegungen der Hauptpraxis anregen.

**Ausgangsposition:** Sitzen Sie aufrecht, Füße flach, Hände liegen locker im Schoß. Schultern gesenkt.

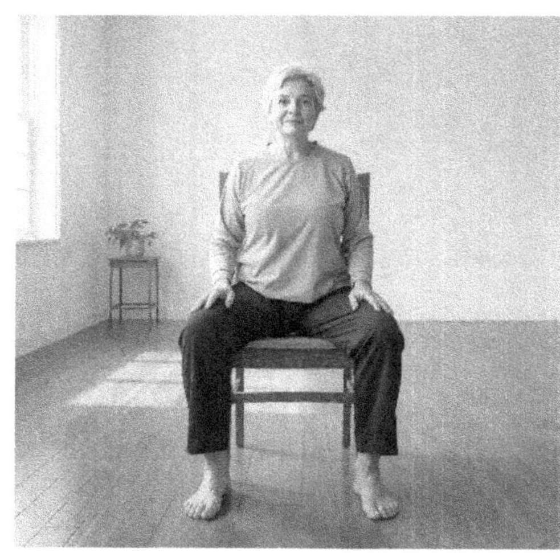

**Schritt 1:** Einatmen und beide Schultern langsam und bewusst in einem Hochziehen zu den Ohren heben.

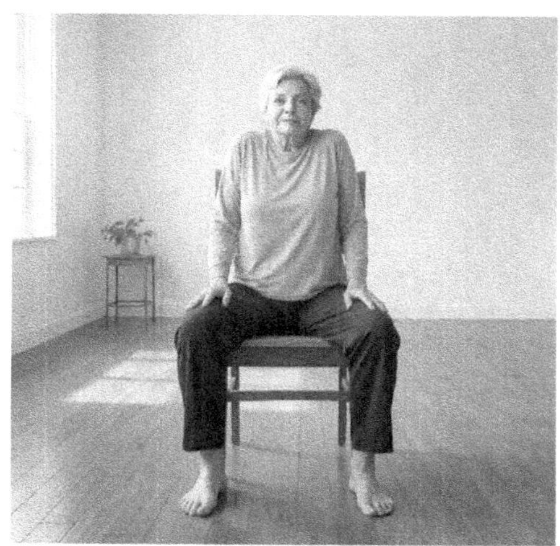

**Schritt 2:** Am höchsten Punkt des Einatmens beide Schultern nach hinten rollen, die Schulterblätter sanft zueinander ziehen. Dann beim Ausatmen die Schultern nach unten rollen, vollständig von den Ohren weg lösen.

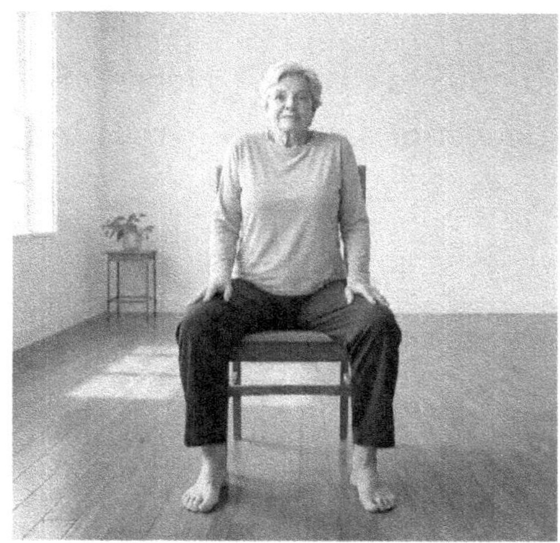

**Schritt 3:** Die Rolle nach vorne in einem gleichmäßigen Kreis fortführen, zur Ausgangsposition zurückkehren. Nach drei Vorwärtskreisen die Richtung für drei Kreise umkehren.

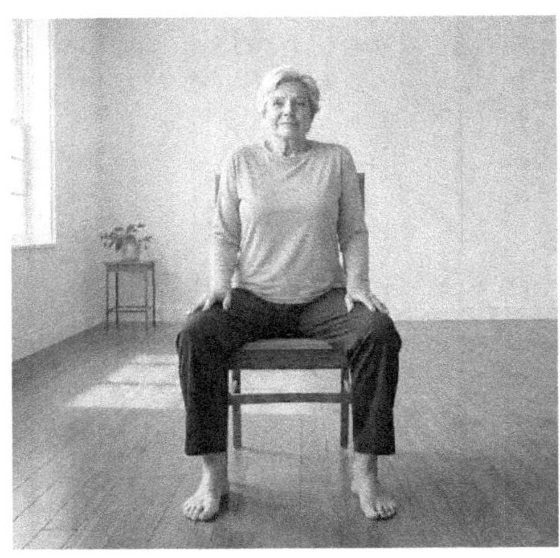 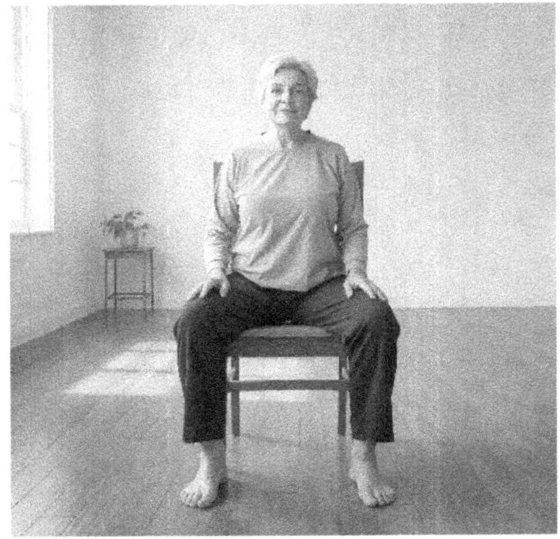

**Wiederholungen:** Drei Kreise vorwärts, drei Kreise rückwärts.

### 5.1.3 Aufwärmübung 3: Handgelenksbeugen und -kreisen

**Zweck:** Die Handgelenksgelenke und Fingersehnen aufwärmen, Durchblutung und Beweglichkeit in den Händen verbessern, bevor Bewegungen mit Armstreckungen und Drückgesten folgen.

**Ausgangsposition:** Sitzen Sie aufrecht. Heben Sie beide Unterarme auf Schoßhöhe, Ellbogen sanft gebeugt an den Seiten, Handflächen nach unten.

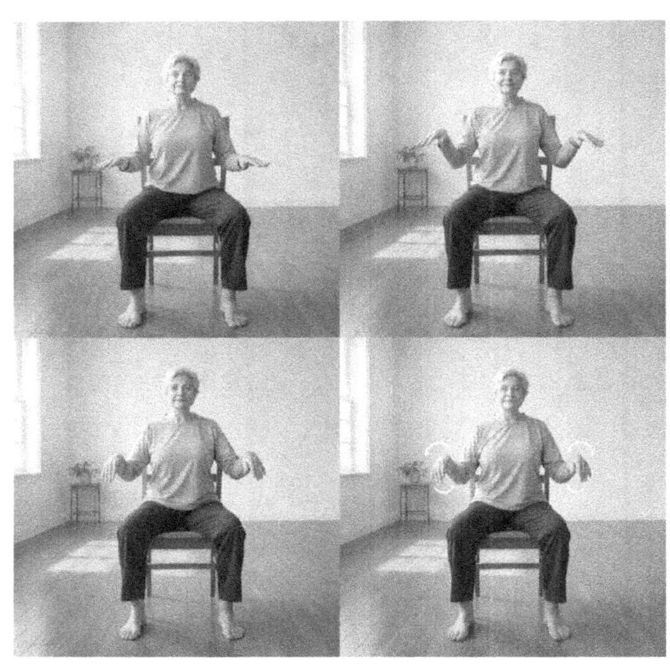

**Schritt 1:** Beide Handgelenke langsam nach unten beugen, Fingerspitzen zeigen zum Boden. Einen Atemzug halten.

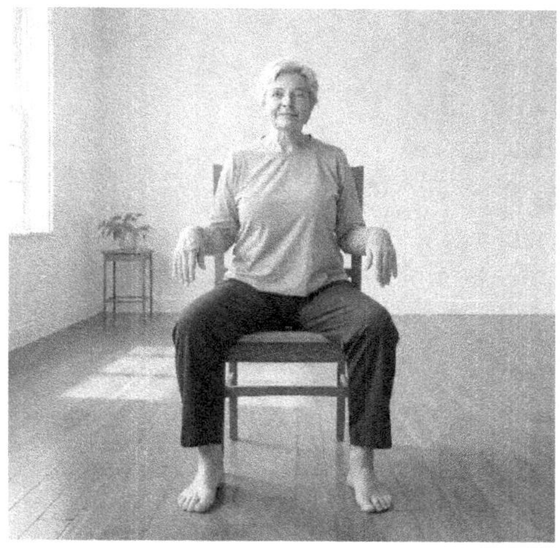

**Schritt 2:** Beide Handgelenke langsam nach oben strecken, Fingerspitzen zeigen zur Decke. Einen Atemzug halten.

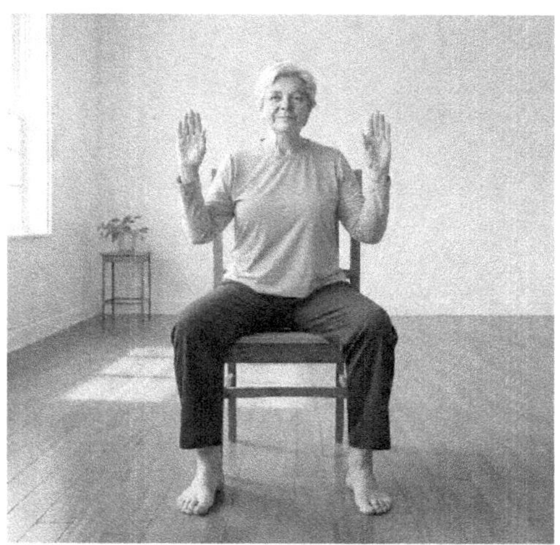

**Schritt 3:** Lockere, entspannte Fäuste machen.

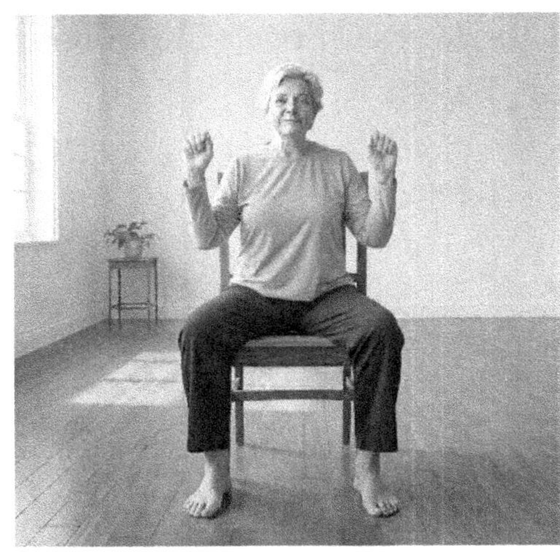

**Schritt 4:** Langsame Handgelenkskreise in eine Richtung für vier Kreise beginnen.

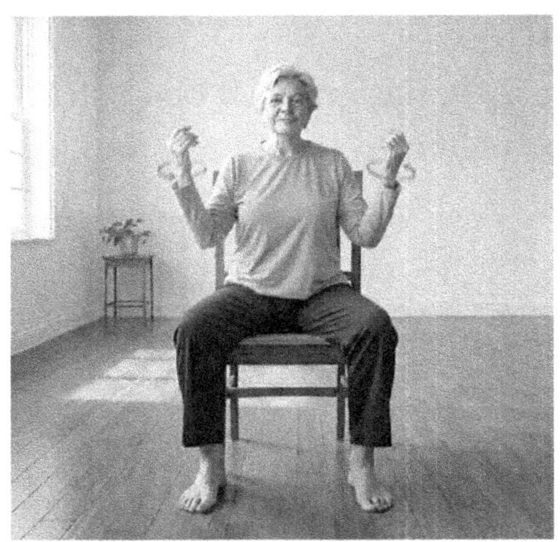

**Schritt 5:** Die Richtung der Handgelenke umkehren und für vier Kreise kreisen.

**Schritt 6:** Zum Abschluss alle Finger weit spreizen, zwei Atemzüge halten, dann loslassen.

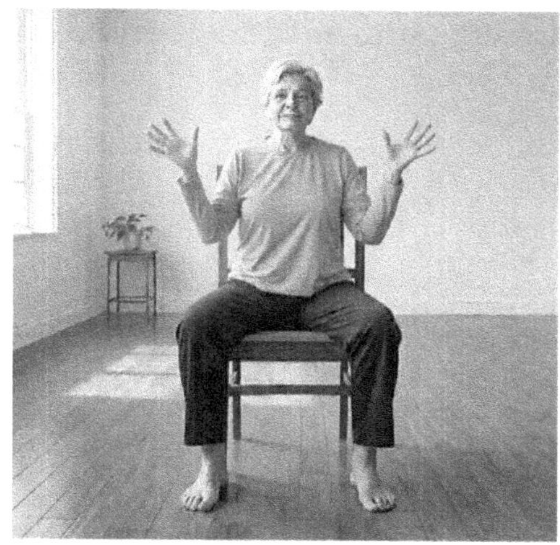

**Wiederholungen:** Eine vollständige Abfolge wie beschrieben.

## 5.2 Grundlegendes Atmen und Haltung

### Ihr tägliches Einchecken

Nehmen Sie nach dem Aufwärmen sechzig Sekunden für ein bewusstes Atem-und-Haltungs-Einchecken, bevor Sie mit den Bewegungsabfolgen aus Kapitel 3 beginnen. Dieser Übergangsmoment ist eine aktive Neukalibrierung, die die Qualität von allem, was folgt, bestimmt.

In Woche 1 haben Sie bereits die detaillierte Anleitung zu Zwerchfellatmen und sitzender Ausrichtung in Kapitel 3 gelesen. Was folgt, ist die kurzgefasste, praktische Version für den Beginn jeder Einheit im gesamten Vier-Wochen-Programm.

### Das Atem-und-Haltungs-Einchecken für Woche 1

**Schritt 1:** Drücken Sie beide Füße fest und gleichmäßig in den Boden. Spüren Sie den Boden.

**Schritt 2:** Rollen Sie das Becken leicht nach vorne, bis Sie beide Sitzknochen in klarem, gleichmäßigem Kontakt mit der Sitzfläche spüren.

**Schritt 3:** Stellen Sie sich den Faden am Scheitel des Kopfes vor, der sanft aufwärts zieht. Lassen Sie die Wirbelsäule sich verlängern, ohne zu versteifen.

**Schritt 4:** Vollständig einatmen, dann ausatmen und die Schultern vollständig von den Ohren wegfallen lassen.

**Schritt 5:** Die Hände locker im Schoß ruhen lassen, Finger ungekrümmt und weich.

**Schritt 6:** Drei vollständige Zwerchfellatemzüge nehmen, Bauch steigt beim Einatmen und wird weich beim Ausatmen. Jeden Ausatem leicht länger als jeden Einatem machen.

Beim dritten Atemzug sollten Sie sich spürbar ruhiger fühlen als beim Hinsetzen.

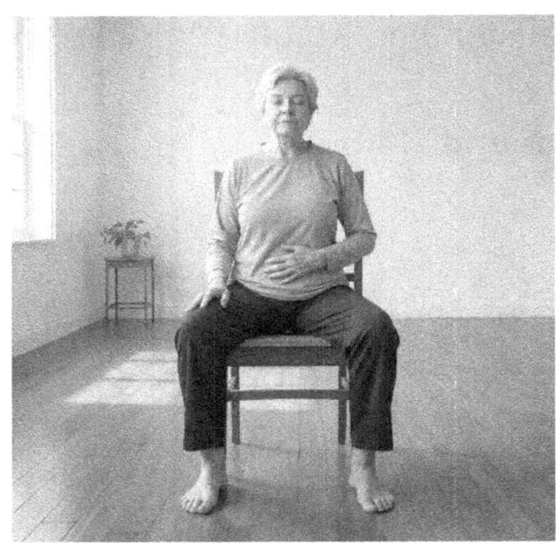

## 5.3 Sitzende Vorwärtsbeugungen

### Eine neue Bewegung: Wirbelsäulenflexion

Die sitzende Vorwärtsbeugung führt die Vorwärtsflexion ein, eine neue Bewegungsrichtung der Wirbelsäule, die im Programm noch nicht abgedeckt wurde. Während Kapitel 3 sich auf die Wirbelsäulenverlängerung konzentrierte und die Seitdehnungen die seitliche Bewegung erkundeten, bewegt die sitzende Vorwärtsbeugung die Wirbelsäule in eine sanfte, unterstützte Vorwärtsbeugung, die die gesamte hintere Kette dehnt, die Muskelgruppe, die von der Schädelbasis über die Lendenwirbelsäule, die Gesäßmuskeln und die Oberschenkelrückseiten verläuft.

Diese Verspannung der hinteren Kette ist bei bewegungsarmen älteren Erwachsenen nahezu universell. Sie trägt zu Schmerzen im unteren Rücken, Rundhaltung und verminderter Fähigkeit bei, sich im Alltag nach vorne zu beugen. Die sitzende Vorwärtsbeugung begegnet dem direkt, ohne eines der Risiken, die eine bodenbasierte Vorwärtsbeugung mit sich bringen würde.

Das ist eine Bewegung des Loslassens, nicht der Anstrengung. Das Ziel ist nie, eine bestimmte Tiefe zu erreichen. Das Ziel ist, in die Dehnung hineinzuatmen und der Schwerkraft zu erlauben, die Arbeit allmählich und sanft zu tun.

**Ausgangsposition:** Sitzen Sie aufrecht auf der vorderen Hälfte der Sitzfläche, Füße flach auf dem Boden hüftbreit oder etwas weiter auseinander. Hände liegen auf den Oberschenkeln. Wirbelsäule verlängert.

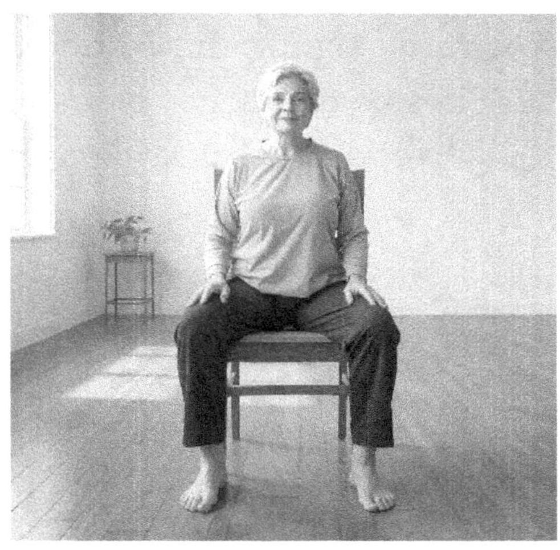

**Schritt 1: Verwurzeln und verlängern**

Erden Sie die Füße. Nehmen Sie einen vollständigen Einatem und spüren Sie, wie die Wirbelsäule sich durch den Scheitel des Kopfes nach oben verlängert.

**Schritt 2: Beim Ausatmen nach vorne beugen**

Beim Ausatmen beugen Sie den gesamten Rumpf vom Hüftgelenk aus nach vorne, nicht von der Taille. Führen Sie mit der Brust, nicht mit dem Kopf. Lassen Sie die Hände die Oberschenkel entlang in Richtung Knie gleiten, während der Rumpf sich senkt.

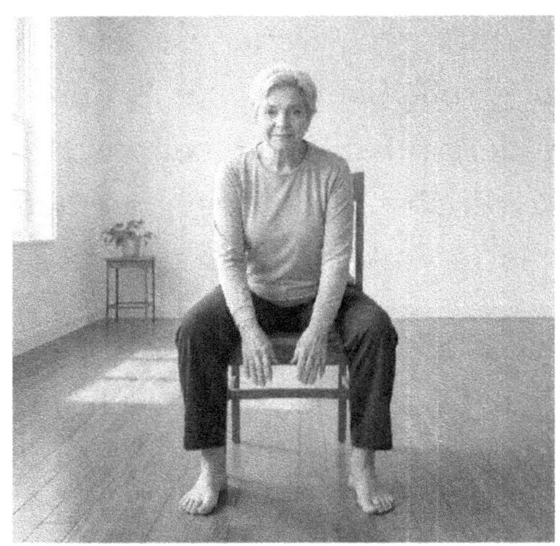

## Schritt 3: Ihre natürliche Tiefe finden

Senken Sie sich nur so weit, wie es angenehm ist. Für viele Menschen in Woche 1 wird das eine moderate Vorwärtsneigung mit Händen auf den Knien sein. Die richtige Tiefe ist die, bei der Sie eine deutliche, aber angenehme Dehnung durch den unteren Rücken und die Oberschenkelrückseiten spüren, ohne Anspannung oder Verkrampfen.

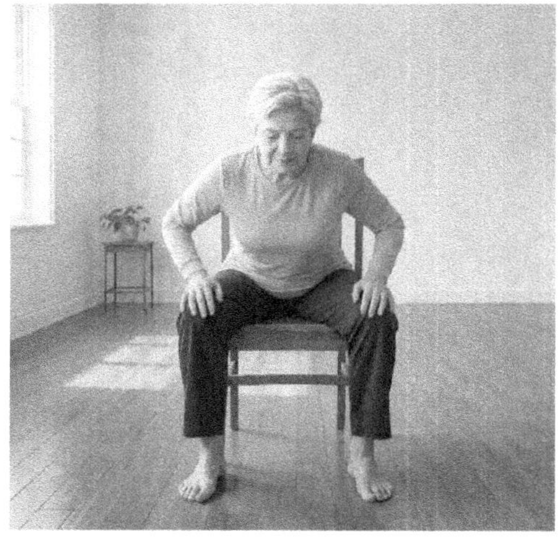

## Schritt 4: In die Dehnung atmen

Halten Sie die vorgebeugte Position für zwei bis drei Atemzyklen. Lassen Sie den Körper mit jedem Ausatem ein kleines Stück weiter nach vorne nachgeben, ohne Druck. Lassen Sie Schwerkraft und Atem die Dehnung auf natürliche Weise vertiefen.

**Schritt 5: Beim Einatmen zurückkehren**

Beim Einatmen die Hände sanft zur Unterstützung in die Oberschenkel drücken und die Wirbelsäule langsam wieder aufwärts aufrollen, Wirbel für Wirbel von der Wirbelsäulenbasis bis zum Scheitel des Kopfes. Der Kopf kommt zuletzt in die aufrechte Position.

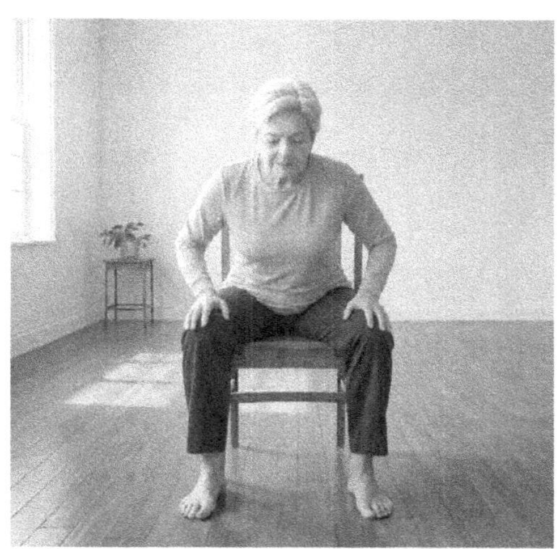
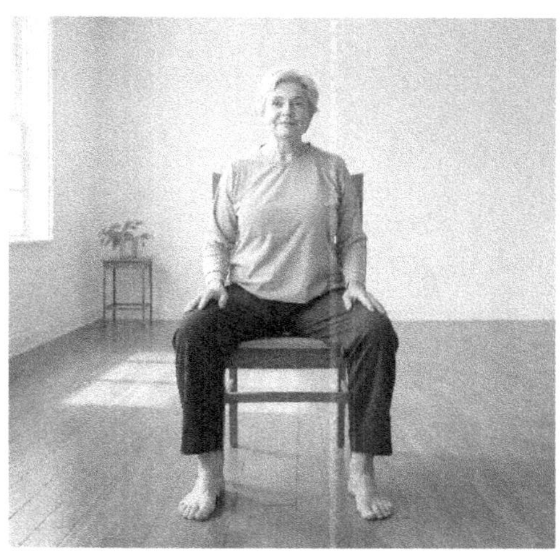

**Wiederholungen:** Zwei bis drei vollständige Zyklen pro Einheit in Woche 1.

**Modifikation:** Bei erheblichen Erkrankungen des unteren Rückens oder nach Wirbelsäulenoperationen nur eine minimale Vorwärtsneigung von fünf bis zehn Grad von der Senkrechten ausführen und die Ärztin oder den Arzt konsultieren, bevor die Bewegung vertieft wird.

**Abschluss Woche 1: Ein Hinweis auf Beständigkeit vor Intensität**

Am Ende Ihrer ersten Woche werden Sie Nackenrollen, Schulterkreisen und Handgelenksbeugen als tägliches Aufwärmen geübt haben. Sie werden das Atem-und-Haltungs-Einchecken verwendet haben, um jede Einheit zu verankern. Und Sie werden die sitzende Vorwärtsbeugung als erste neue Bewegung Ihres Vier-Wochen-Plans eingeführt haben.

Keine dieser Bewegungen ist schwierig. Das ist beabsichtigt. Woche 1 dreht sich nicht darum, Ihren Körper herauszufordern. Es geht darum, die Gewohnheit aufzubauen, die täglichen zehn Minuten, den beständigen Raum, den zuverlässigen Stuhl, die Atem-Bewegungs-Verbindung, die alles in den Wochen 2 bis 4 möglich macht. Die Neurowissenschaft ist in diesem Punkt eindeutig: Das Gehirn braucht beständige Wiederholung, um neue Bewegungsmuster zu kodieren. Sieben Tage sanfter, aufmerksamer Praxis tun mehr für Ihren langfristigen Fortschritt als eine intensive Einheit gefolgt von sechs Tagen Ruhe.

Sie haben etwas Echtes begonnen. Woche 2 baut direkt auf dem auf, was Ihr Körper in dieser Woche zu lernen begonnen hat.

# Kapitel 6: Woche 2 — Mobilität und Beweglichkeit steigern

Sie haben Woche 1 gemeistert. Das bedeutet mehr, als es sich im Moment vielleicht anfühlt.

Die erste Woche einer neuen Praxis ist die schwerste, nicht weil die Bewegungen schwierig wären, sondern weil die Gewohnheit noch nicht etabliert ist. Ihr Körper wusste noch nicht, was jeden Tag auf ihn zukam. Ihr Geist hatte noch nicht gelernt, sich auf diese zehn Minuten zu freuen. Und dennoch sind Sie erschienen, Tag für Tag, und haben sich bewegt.

Woche 2 baut direkt auf diesem Fundament auf. Die Aufwärmroutine und das Atem-Haltungs-Einchecken aus Kapitel 5 bleiben Ihr täglicher Anker. Was sich in dieser Woche ändert, ist die Einführung von vier neuen Bewegungskategorien, die Ihre Praxis tiefer in Wirbelsäulenrotation, Oberkörper-Dehnung, Unterkörper-Mobilität und seitliche Balance führen. Jede ist zugänglich, jede hat klare Modifikationen, und jede erzeugt Vorteile, die Sie bereits in den ersten Einheiten zu spüren beginnen werden.

Das Wort für Woche 2 ist Mobilität. Nicht Beweglichkeit im Sinne des Zwingens des Körpers in Positionen, die er nicht erreichen kann, sondern die lebendige, funktionelle Qualität eines Körpers, der sich durch seinen verfügbaren Bewegungsradius mit Leichtigkeit bewegt, ohne Anspannen, ohne Zögern und ohne Schmerz. Das kultiviert diese Woche.

## 6.1 Sitzende sanfte Drehungen

### Rotation: Die zuerst verlorene Bewegung

Von allen Richtungen, in die sich die Wirbelsäule bewegen kann, ist die Rotation diejenige, die bei bewegungsarmem Altern am beständigsten verloren geht. Flexion und Extension, nach vorne und nach hinten beugen, werden im Alltag noch einigermaßen eingesetzt. Aber eine vollständige, bequeme Wirbelsäulenrotation, die Art, die es erlaubt, sich umzudrehen und hinter sich zu schauen, quer über den Körper zu greifen oder sich zu jemandem neben sich umzuwenden, neigt dazu, ab der Lebensmitte stetig abzunehmen, es sei denn, sie wird gezielt und regelmäßig geübt.

Die Folgen des Verlusts der Wirbelsäulenrotation sind weitreichend. Sie trägt zur Nackensteifheit bei, weil der Nacken die begrenzte Brustwirbel-Rotation überkompensiert. Sie verringert die Wirksamkeit der Rumpfstabilisierung, weil die schrägen Muskeln, die Rotation erzeugen, auch die Wirbelsäule stabilisieren. Sie beeinflusst die Gangqualität, weil gesundes Gehen eine natürliche Gegenrotation zwischen Ober- und Unterkörper einschließt. Und sie beeinflusst etwas Schwerer zu Quantifizierendes, aber sehr Reales: das Gefühl von Freiheit und Leichtigkeit im Körper, das entsteht, wenn man sich ohne Einschränkung drehen und strecken kann.

Die sitzende sanfte Drehung stellt diese Bewegung sicher wieder her, von einem gestützten, geerdeten Sitz aus, der jedes Gleichgewichtsverlustrisiko eliminiert und die Rotation ohne Kompensationsbewegungen in Hüften oder unterem Rücken entfalten lässt.

**Ausgangsposition:** Sitzen Sie aufrecht auf der vorderen Hälfte der Sitzfläche. Füße flach auf dem Boden, hüftbreit auseinander. Hände liegen auf den Oberschenkeln. Wirbelsäule verlängert.

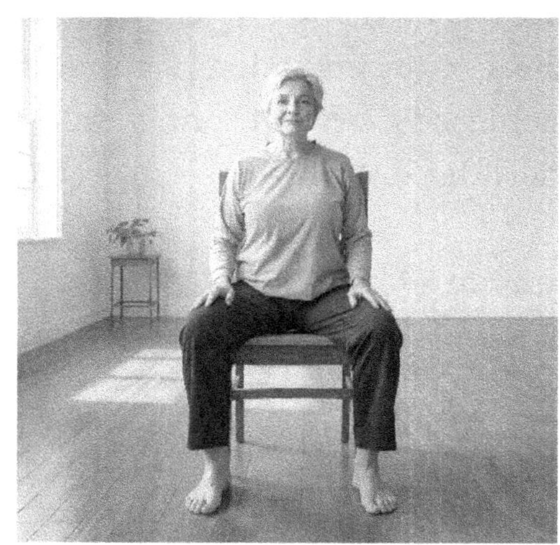

## Schritt 1: Verwurzeln und verlängern

Beide Füße fest erden. Einen vollständigen Atemzug nehmen. Beim Ausatmen spüren Sie, wie der Scheitel des Kopfes aufwärts zieht und die Wirbelsäule verlängert, bevor eine Rotation beginnt. Diese Verlängerung ist wesentlich: Eine komprimierte Wirbelsäule zu rotieren erzeugt weniger Bewegungsradius und mehr Risiko als eine verlängerte.

## Schritt 2: Die Hände platzieren

Die rechte Hand auf der Außenseite des linken Knies ruhen lassen. Die linke Hand auf der hinteren Sitzfläche oder der linken Armlehne hinter der linken Hüfte ruhen lassen. Diese Handpositionen schaffen den Hebel für die Rotation, ohne Muskelkraft zu erfordern.

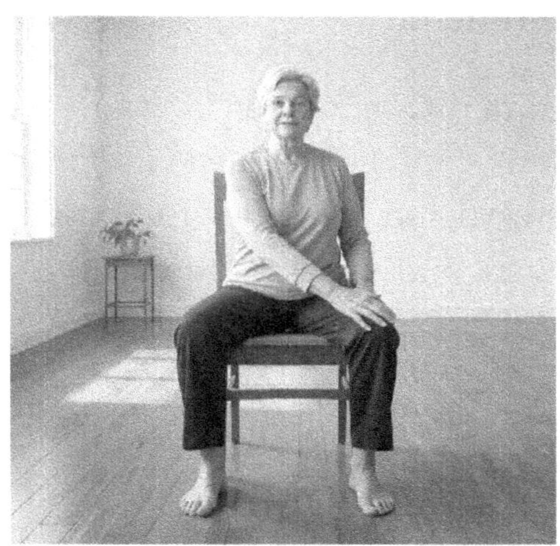

## Schritt 3: Einatmen und erneut verlängern

Einen vollständigen Einatem nehmen, ohne die Rotation zu beginnen. Diesen Atemzug nutzen, um die Wirbelsäule noch einmal zu verlängern, als würde man einen letzten Zentimeter Höhe hinzufügen, bevor die Drehung beginnt.

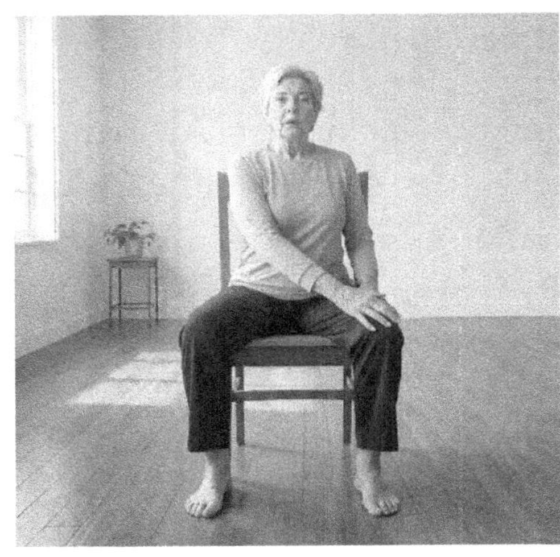

Diese Vor-Rotations-Verlängerung ist ein Kennzeichen der Tai-Chi-Bewegung und erzeugt messbar größere Bewegungsradius als das Rotieren ohne sie.

## Schritt 4: Beim Ausatmen rotieren

Beim Ausatmen den gesamten Oberkörper langsam nach links drehen, mit der Brust führend, nicht mit dem Kopf. Die rechte Hand drückt sanft in das linke Knie, um die Rotation weich zu vertiefen. Der Blick folgt der Brust und dreht sich, über die linke Schulter zu schauen. Nur so weit rotieren, wie es angenehm ist, niemals durch Widerstand zwingen.

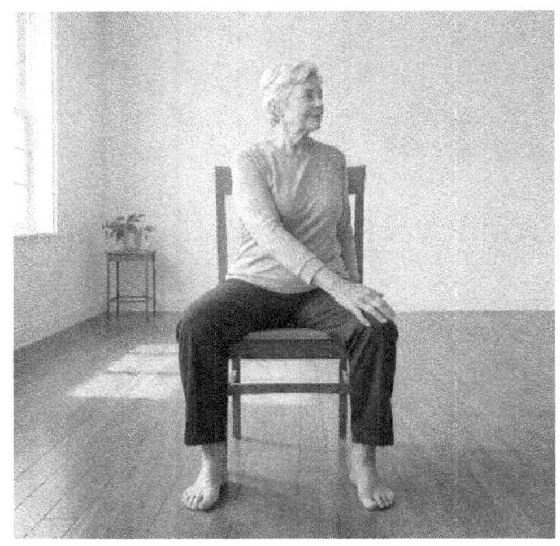

## Schritt 5: Halten und atmen

Die rotierte Position für zwei bis drei Atemzyklen halten. Mit jedem Einatem die Wirbelsäule leicht verlängern.

Mit jedem Ausatem die Rotation um einen kleinen, natürlichen Betrag vertiefen, ohne Druck.

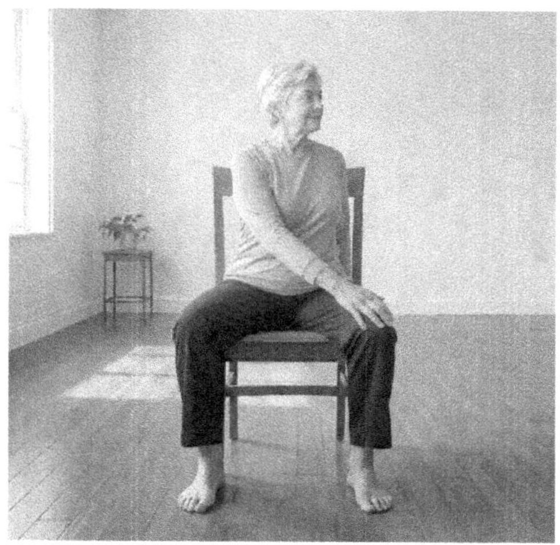

Dann einatmen.

Sanft zur Mitte zurückdrehen.

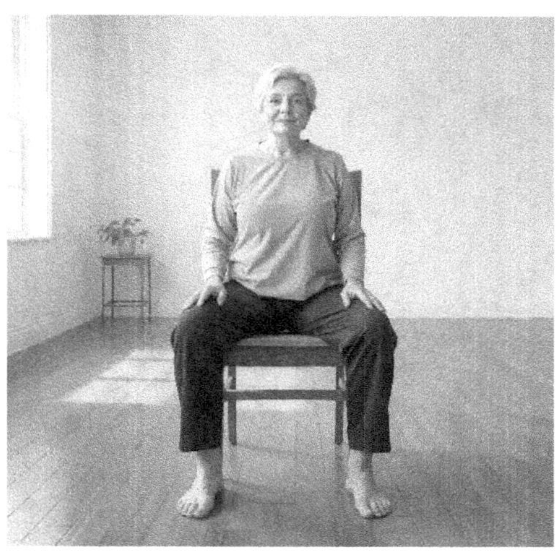

Auf der rechten Seite wiederholen.

**Wiederholungen:** Zwei vollständige Drehungen in jede Richtung pro Einheit.

**Anfänger-Variation:** Die Drehung mit beiden Händen auf den Oberschenkeln ausführen, nur die Rumpfmuskulatur für die Rotation nutzen, ohne Hebel durch die Hände. Dieser kleinere Bewegungsradius ist für Woche 2 vollständig angemessen.

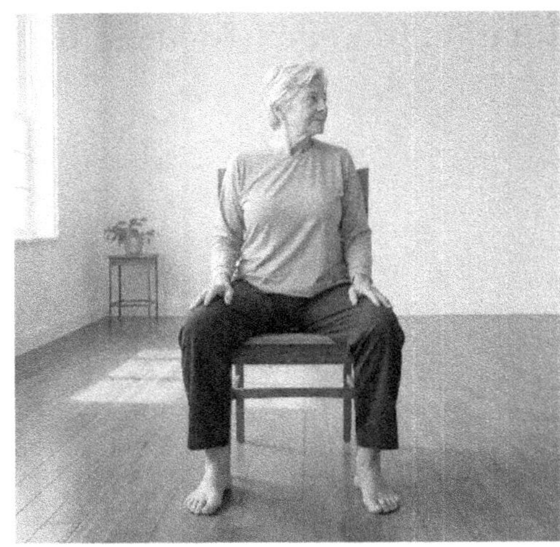

**Fortgeschrittene Variation:** Den äußeren Arm ausstrecken, den rechten Arm heben und in Richtung der Drehung zeigen, während man sich nach links dreht, wodurch eine längere Rotationslinie durch den Körper entsteht.

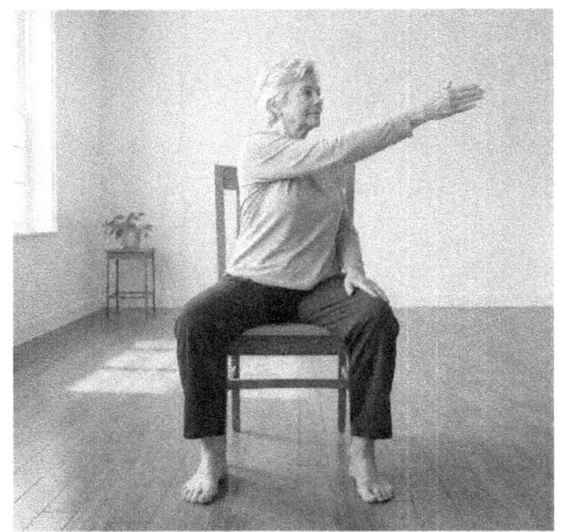

## 6.2 Atem-und-Dehnübungen

### Oberkörper-Öffnung mit bewusstem Atem

Die Atem-und-Dehnübung baut direkt auf den Armschwüngen und Seitdehnungen aus den Kapiteln 3 und 4 auf und führt eine neue Dimension ein: die bewusste Kombination eines vollständigen Zwerchfellatemzugs mit einer Dehnbewegung, die gleichzeitig Brust, Schultern und Zwischenrippenmuskeln öffnet. Während die früheren Übungen sich darauf konzentrierten, die Atem-Bewegungs-Koordination zu etablieren, nutzt die Atem-und-Dehnübung nun diese Koordination als Werkzeug, um die Öffnung des Oberkörpers bei jeder Wiederholung aktiv zu vertiefen.

Diese Übung ist besonders wirksam für Seniorinnen und Senioren, die eine chronische Verspannung durch Brust und vordere Schultern tragen, ein Muster, das bei denjenigen sehr häufig vorkommt, die jahrelang in nach vorne gerichteten Sitzpositionen verbracht haben. Im Laufe aufeinanderfolgender Einheiten erzeugt die Kombination aus aufweitendem Atem und streckendem Arm eine fortschreitende, sanfte Dehnung durch die Brustmuskeln und die Vorderseite der Schulter, die kein passives Dehnen allein erzeugen kann.

**Ausgangsposition:** Sitzen Sie aufrecht, Füße flach auf dem Boden hüftbreit auseinander. Beide Arme an den Seiten hängend, Hände auf Hüfthöhe. Wirbelsäule verlängert.

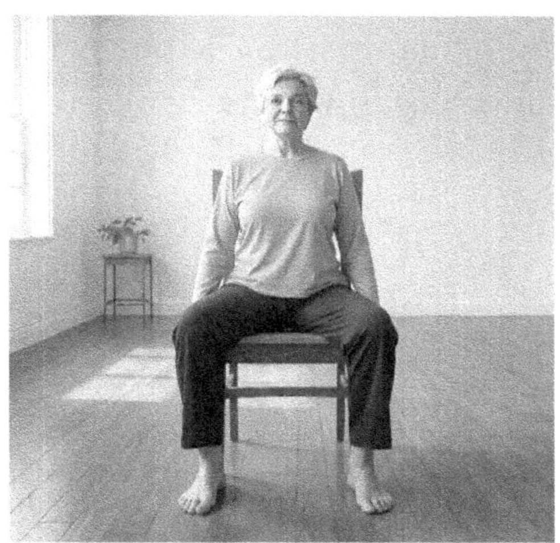

**Schritt 1: In Ruhe beginnen**

In der Ausgangsposition ankommen. Einen vollständigen Atemzyklus nehmen und die Arme vollständig entspannt an den Seiten hängen lassen. Das Gewicht der Hände und die Lockerheit der Schultern spüren.

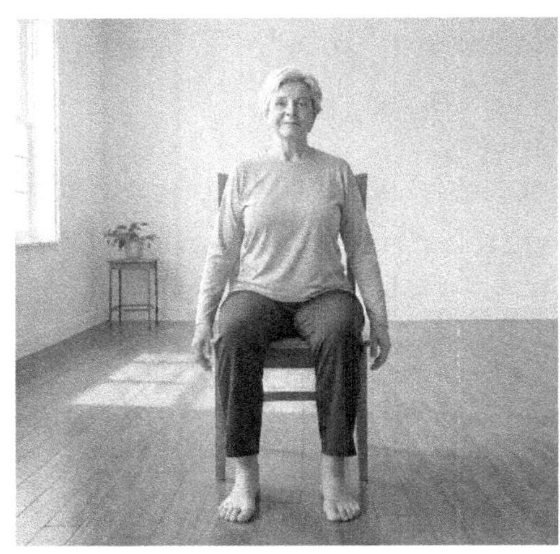

## Schritt 2: Einatmen und beide Arme weit öffnen

Bei einem vollen, tiefen Einatem beide Arme in einem weiten, ausladenden Bogen nach außen und aufwärts führen, wie sich öffnende Flügel. Die Brust sich öffnen und heben lassen, wenn die Arme steigen. Die Bewegung ist großzügig und ohne Eile, passend zur vollen Länge des Einatems. Arme steigen auf Schulterhöhe oder leicht darüber.

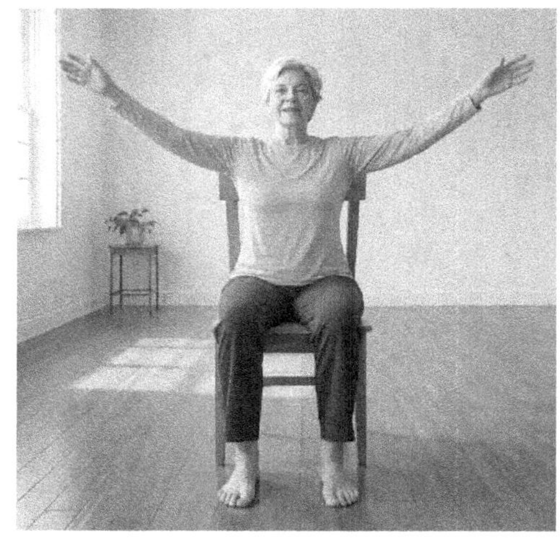

## Schritt 3: Am höchsten Punkt dehnen

Am höchsten Punkt des Einatmens, mit Armen auf Schulter- oder Überschulterhöhe ausgestreckt, eine sanfte zusätzliche Dehnung durch die Fingerspitzen hinzufügen, als würde man versuchen, die Arme einen Zentimeter weiter zu strecken, als sie bereits gereicht haben. Diese Dehnung aktiviert den

Sägemuskel entlang der Seiten des Brustkorbs und vertieft die Brustöffnung weiter.

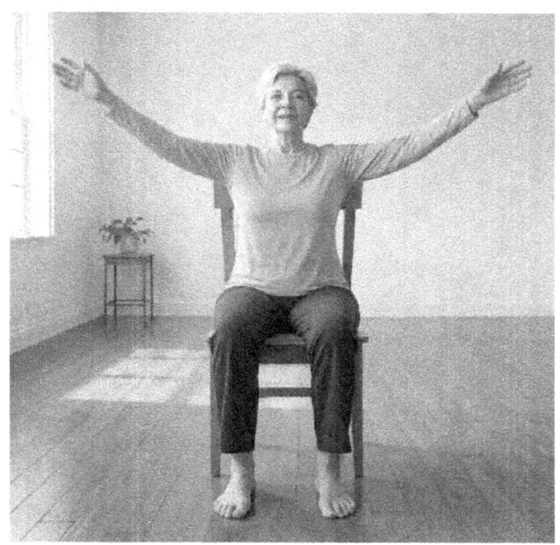

**Schritt 4: Ausatmen und die Arme einwärts ziehen**

Beim Ausatmen beide Arme langsam einwärts und abwärts ziehen, sie sanft in einer sich-selbst-umarmenden Geste über der Brust kreuzen.

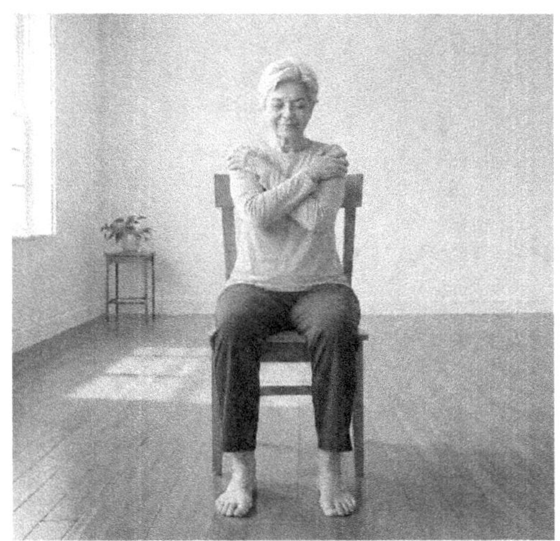

Dann zurück an die Seiten lösen.

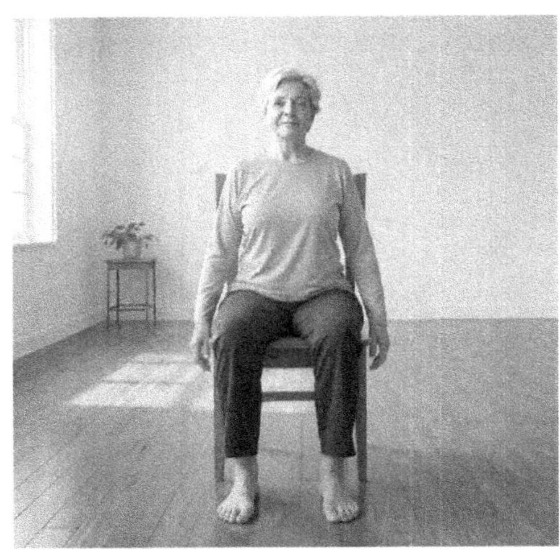

Diese schließende Bewegung, Arme, die sich einwärts über die Brust wickeln, stimuliert das parasympathische Nervensystem und erzeugt einen spürbaren Kontrast zur ausladenden Öffnung des Einatems.

**Wiederholungen:** Vier bis sechs vollständige Zyklen pro Einheit.

**Modifikation:** Bei eingeschränktem Schulter-Bewegungsradius einen kleineren Bogen ausführen, die Arme nur auf Brusthöhe führen und die Kreuzbewegung am Bauch statt an der Brust halten.

### 6.3 Beinhübe und Hüftkreisen

**Unterkörper-Mobilität: Ein neuer Fokus**

Woche 2 führt die ersten Bewegungen ein, die speziell darauf ausgerichtet sind, das Hüftgelenk durch seinen vollständigen kreisförmigen Bewegungsradius zu mobilisieren. Der sitzende Beinhub und das Hüftkreisen bauen auf den Kniehüben und Beinstreckungen aus Kapitel 4 auf, gehen aber über lineare Auf-und-Ab- oder Vor-und-Zurück-Muster hinaus, um die vollständige Rotationskapazität des Hüftgelenks zu erkunden.

Das Hüftgelenk ist ein Kugelgelenk, das für multidirektionale Bewegung ausgelegt ist. Bei bewegungsarmen älteren Erwachsenen wird nur ein Bruchteil dieses Bewegungsradius im Alltag genutzt, und die ungenutzten Teile versteifen sich fortschreitend. Hüftsteifheit trägt direkt zu Schmerzen im unteren Rücken, verminderter Gangqualität und Schwierigkeiten bei alltäglichen Aktivitäten wie dem Hinsetzen und Aufstehen, dem Ein- und Aussteigen aus einem Auto und dem Treppengehen bei. Regelmäßige kreisförmige Hüftbewegungen, auch bei sehr kleinem Bewegungsradius, erhalten die Synovialflüssigkeitsverteilung und die Dehnbarkeit des Bindegewebes, die das Gelenk braucht, um funktionsfähig und angenehm zu bleiben.

**Bewegung 1: Sitzende Beinhübe**

**Zweck:** Die Hüftbeuger und Quadrizeps stärken und gleichzeitig die kontrollierte Mobilität der unteren Gliedmaßen verbessern.

**Ausgangsposition:** Sitzen Sie aufrecht, leicht nach vorne auf der Sitzfläche. Hände liegen leicht auf Oberschenkeln oder Armlehnen. Füße flach auf dem Boden.

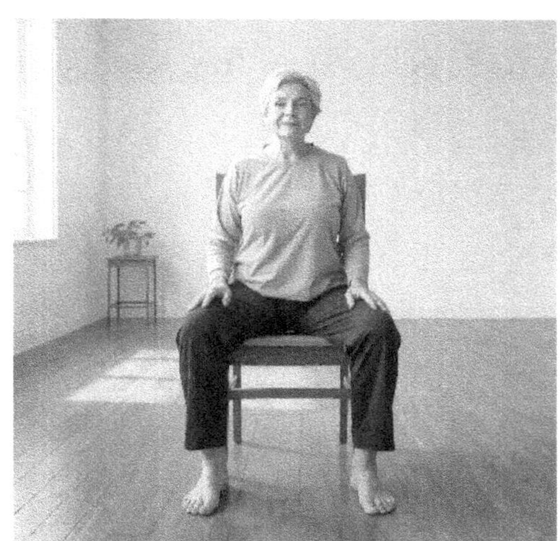

**Schritt 1:** Beide Füße erden. Einen Atemzug nehmen. Beim Ausatmen den Unterbauch sanft aktivieren.

**Schritt 2:** Beim Einatmen das rechte Bein langsam heben, den gesamten Oberschenkel von der Sitzfläche anheben und das Bein nach vorne und aufwärts auf eine angenehme Höhe strecken. Der Fuß kann entspannt bleiben oder sanft gebeugt werden.

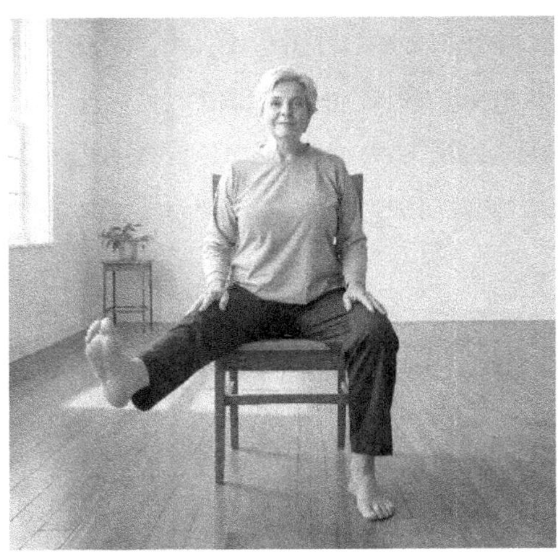

**Schritt 3:** Die gehobene Position für einen Atemzug halten, den Rumpf aufrecht und das gehobene Bein ruhig halten.

**Schritt 4:** Beim Ausatmen das rechte Bein mit Kontrolle langsam auf den Boden senken.

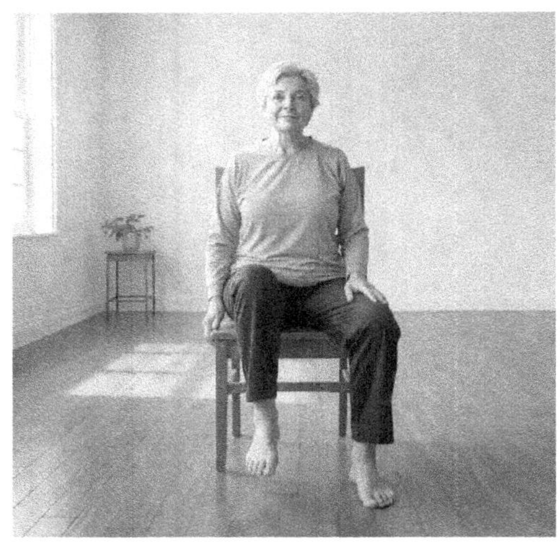

Zum linken Bein wechseln. Ein Zyklus besteht aus einem rechten und einem linken Hub.

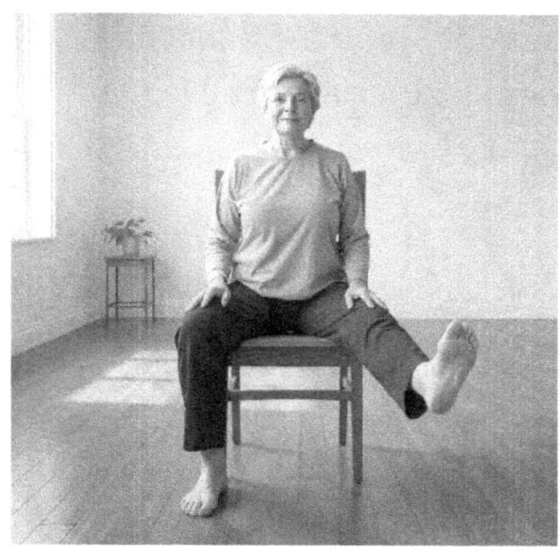

**Wiederholungen:** Drei bis fünf Zyklen mit wechselnden Seiten pro Einheit.

**Modifikation:** Bei Hüftprothesen oder erheblicher Hüftarthritis nur die Ferse statt des gesamten Oberschenkels anheben, um den Aktivierungsnutzen ohne Hüftgelenksbelastung beizubehalten.

**Bewegung 2: Sitzende Hüftkreise**

**Zweck:** Das Hüftgelenk durch seinen vollen Rotationsradius mobilisieren, Synovialflüssigkeit verteilen und Steifheit in Hüftbeugern und äußeren Rotatoren vermindern.

**Ausgangsposition:** Sitzen Sie aufrecht, Füße flach auf dem Boden hüftbreit auseinander. Hände liegen leicht auf den Oberschenkeln.

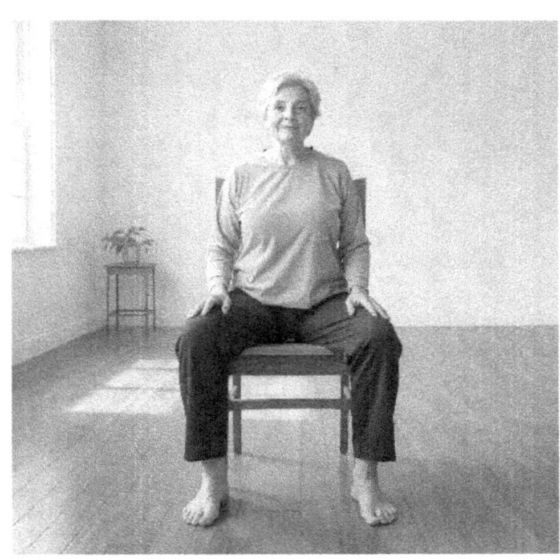

**Schritt 1:** Das rechte Knie leicht von der Sitzfläche heben, gerade genug, um eine freie Rotation des Hüftgelenks zu erlauben. Der Fuß hängt locker unterhalb des Knies.

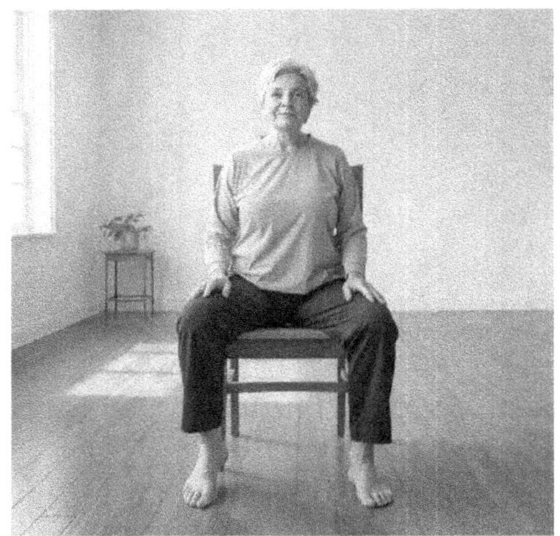

**Schritt 2:** Beginnen Sie, das angehobene rechte Knie in einem kleinen, langsamen Kreis zu bewegen und das Hüftgelenk zu rotieren. Das Knie nach außen rechts bewegen, dann nach vorne, dann einwärts nach links, dann zurück und herum, den Kreis vollendend. Die Bewegung in Woche 2 klein und angenehm halten.

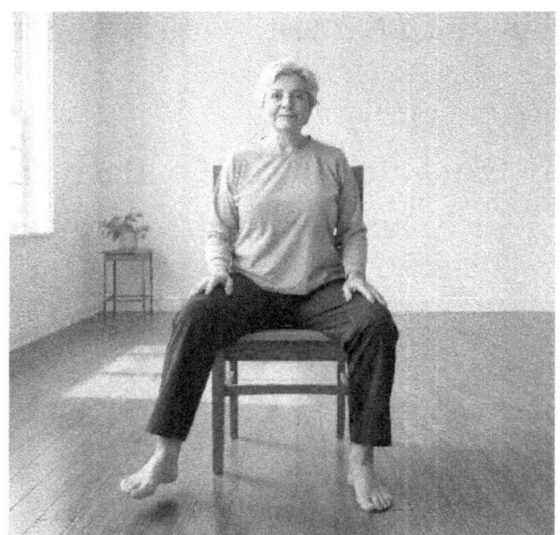

**Schritt 3:** Vier langsame Kreise in eine Richtung vollenden.

Für vier Kreise in die entgegengesetzte Richtung umkehren.

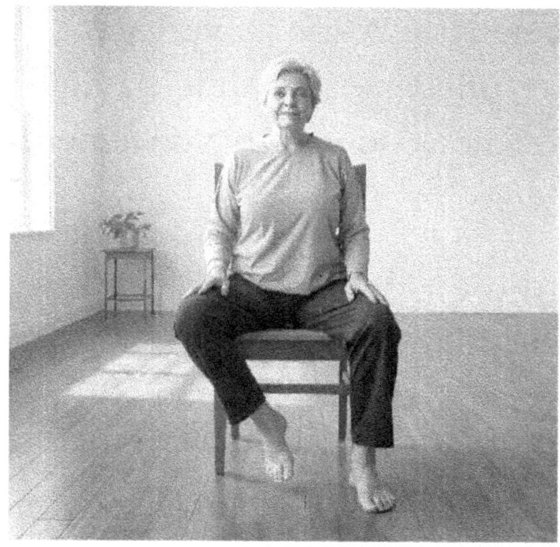

Den rechten Fuß sanft auf den Boden senken und auf der linken Seite wiederholen.

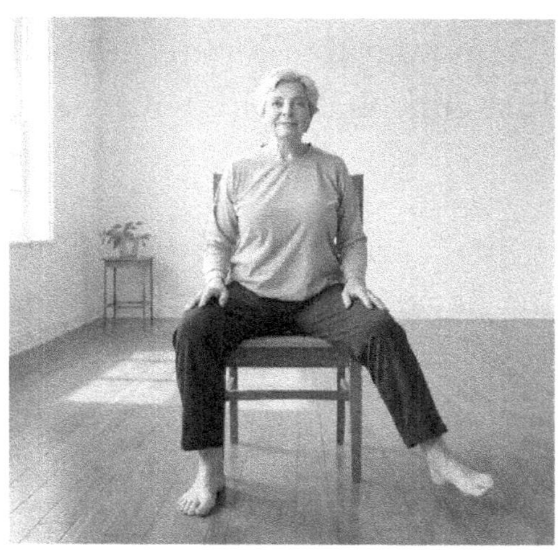

**Wiederholungen:** Vier Kreise in jede Richtung auf jeder Seite pro Einheit.

**Modifikation:** Bei sehr eingeschränkter Hüftmobilität das Knie einfach vor und zurück oder seitlich bewegen statt im vollen Kreis und schrittweise über die folgenden Einheiten zum kreisförmigen Bewegungsradius aufbauen.

### 6.4 Langsame Seitwärtsbewegungen

**Seitliche Balance: Das Fundament für Stabilität aufbauen**

Die langsame Seitwärtsbewegung ist eine der funktionell wichtigsten Übungen des gesamten Programms für die Sturzprävention und das tägliche Gleichgewichtsvertrauen. Sie trainiert die Fähigkeit des Körpers, das Gewicht seitlich auf kontrollierte, bewusste Weise zu verlagern, was genau das ist, was der Körper tun muss, wenn er unebenes Gelände navigiert, seitlich ausweicht, um einem Hindernis auszuweichen, oder sich von einem Moment der Instabilität erholt.

Im Stehgleichgewicht wird die Fähigkeit, eine seitliche Gewichtsverlagerung zu kontrollieren, durch die Hüftabduktoren, insbesondere den mittleren Gesäßmuskel, zusammen mit den seitlichen Rumpfstabilisatoren und den Sprunggelenk-Propriozeptoren gesteuert. Im Stuhl-Tai-Chi trainiert die sitzende Version dieser Bewegung dieselben seitlichen Kontrollmuster von einer sicheren, gestützten Position aus, bei der die Folgen jeder Instabilität vollständig eliminiert sind.

Konsequent durch Woche 2 und darüber hinaus geübt, baut diese Bewegung das neurologische Vertrauen für seitliche Stabilität auf, das direkt auf das Stehen und Gehen übertragen wird.

**Ausgangsposition:** Sitzen Sie aufrecht, Füße flach auf dem Boden hüftbreit auseinander. Beide Hände liegen leicht auf den Oberschenkeln. Wirbelsäule verlängert.

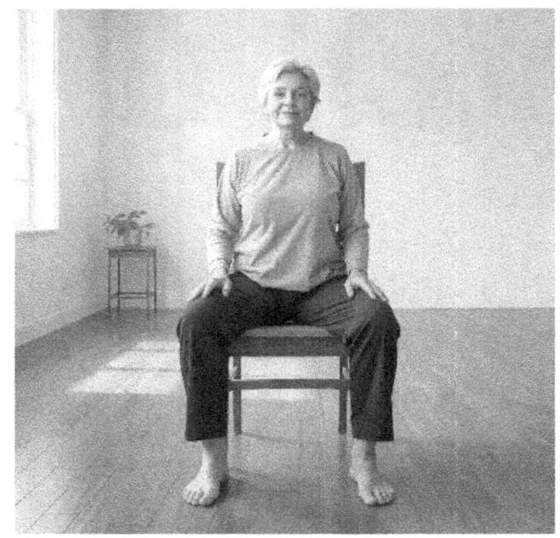

## Schritt 1: Die Mitte finden

Einen vollständigen Atemzug nehmen und das Gewicht gleichmäßig zwischen linkem und rechtem Sitzknochen verteilt spüren. Diese zentrierte, ausgewogene

Ausgangsposition ist der Bezugspunkt, zu dem Sie mit jeder Wiederholung zurückkehren.

**Schritt 2: Einatmen und nach rechts verlagern**

Beim Einatmen das Gewicht langsam nach rechts verlagern, den Oberkörper sanft nach rechts neigen, während beide Sitzknochen auf der Sitzfläche bleiben. Der linke Sitzknochen wird leicht entlastet, während der rechte mehr Gewicht aufnimmt. Den rechten Arm leicht vom Oberschenkel nach außen schweben lassen, wenn die Verlagerung stattfindet.

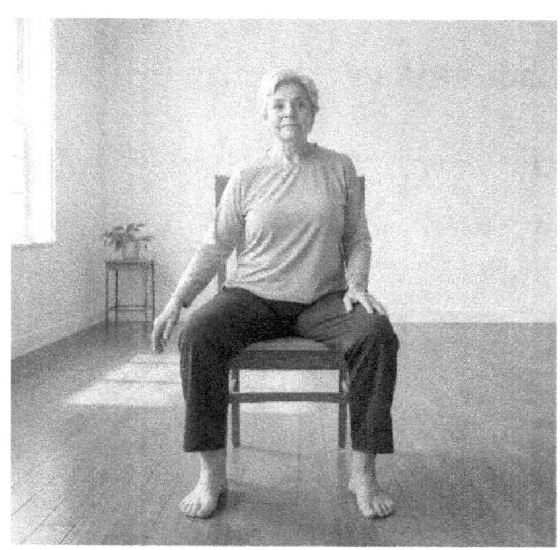

**Schritt 3: Ausatmen und zur Mitte zurückkehren**

Beim Ausatmen den Körper langsam in die zentrierte Position zurückbringen. Spüren, wie beide Sitzknochen zur gleichmäßigen Gewichtsverteilung auf der Sitzfläche zurückkehren. Für einen natürlichen Atemzug in der Mitte innehalten, bevor nach links verlagert wird.

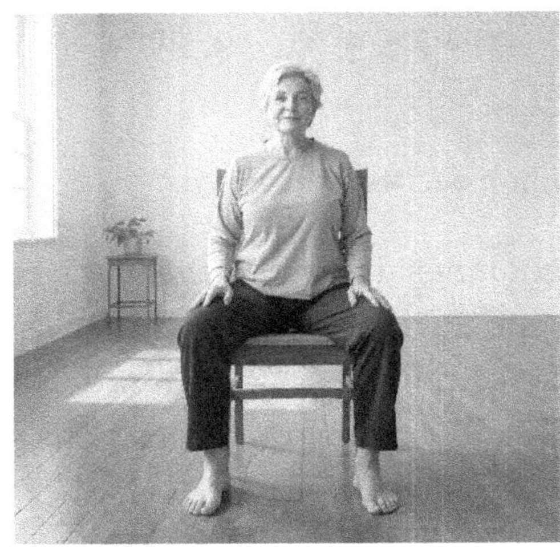

**Schritt 4: Einatmen und nach links verlagern**

Beim nächsten Einatmen die Bewegung nach links spiegeln. Das Gewicht auf den linken Sitzknochen verlagern, der Oberkörper neigt sich sanft links, und der linke Arm schwebt leicht nach außen.

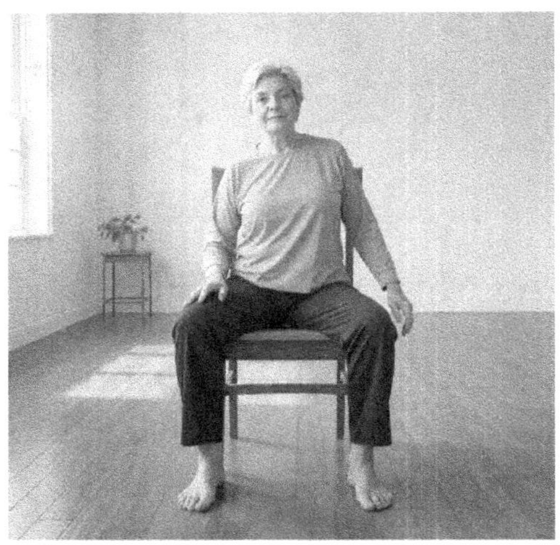

Zum Ausatmen zur Mitte zurückkehren.

**Wiederholungen:** Vier bis sechs vollständige Seitwärts-Zyklen pro Einheit.

**Fortgeschrittene Variation:** Wenn sich der Körper zur einen Seite verlagert, den gegenüberliegenden Arm in einer diagonalen Dehnung aufwärts strecken, die seitliche Gewichtsverlagerung mit einer Oberkörper-Dehnung für eine integrierte Ganzkörperbewegung kombinieren.

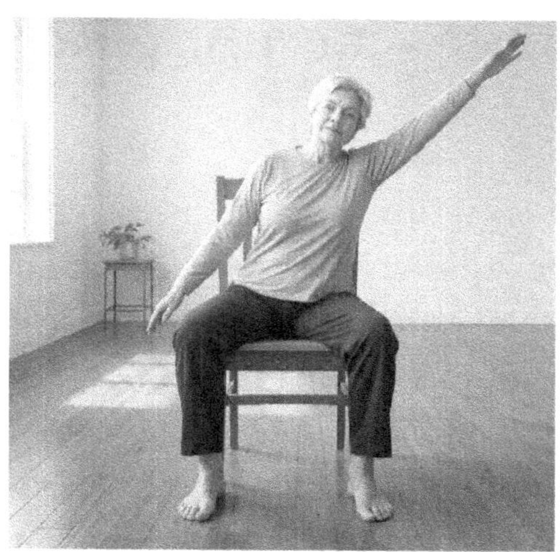

**Modifikation:** Bei Beschwerden im unteren Rücken während der Verlagerung den Neigungsradius auf eine sehr subtile Gewichtsverlagerung reduzieren, kaum wahrnehmbar, und im Laufe der Woche schrittweise aufbauen.

**Abschluss Woche 2: Was Mobilität wirklich bedeutet**

Am Ende dieser Woche werden Sie vier neue Bewegungskategorien zu Ihrer Praxis hinzugefügt haben: Wirbelsäulenrotation durch die sitzenden Drehungen, Brust-und-Schulter-Öffnung durch die Atem-und-Dehnübungen, Hüftgelenk-Mobilität durch die Beinhübe und Hüftkreise sowie seitliches Balance-Training durch die Seitwärtsbewegungen.

Keine dieser Bewegungen erfordert eine Beweglichkeit, die Sie derzeit nicht haben. Sie erfordert nur die Bereitschaft, sich durch den Bewegungsradius zu bewegen, der Ihnen heute zur Verfügung steht, mit Geduld, mit Atem und mit dem Verständnis, dass Bewegungsradius durch Üben kommt, nicht durch Kraft.

Mobilität ist keine körperliche Eigenschaft, die man entweder hat oder nicht hat. Es ist eine Qualität, die Ihr Körper durch regelmäßige, intelligente Bewegung erzeugt. Jede Einheit in dieser Woche ist eine kleine, aber echte Investition in einen Körper, der sich freier, sicherer und mit weniger Beschwerden bewegt als vor sieben Tagen.

Woche 3 baut auf allem auf, was Sie in diesen zwei Wochen entwickelt haben, und führt die fließenden, verbundenen Abfolgen ein, die sich wie traditionelle Tai-Chi-Form anfühlen.

# Kapitel 7: Woche 3 — Kräftigung und Koordination

Nach zwei Wochen hat sich Ihr Körper mehr verändert, als Sie vielleicht bemerken. Die Bewegungen, die sich in Woche 1 noch unbekannt anfühlten, sind jetzt erkennbar. Die Atemkoordination, die in Woche 2 noch bewusster Anstrengung bedurfte, beginnt nun auf natürlichere Weise zu geschehen. Ihre Gelenke bewegen sich durch Bereiche, die sie schon eine Weile nicht mehr besucht hatten, und die zehn Minuten, die Sie täglich dieser Praxis widmen, haben begonnen, sich weniger wie eine Aufgabe und mehr wie etwas anzufühlen, worauf Sie sich wirklich freuen.

Woche 3 baut auf all dem auf. Diese Woche verlagert die Praxis ihren Schwerpunkt vom Erlernen und Lockern hin zu Kräftigung und Koordination. Die hier eingeführten Bewegungen sind komplexer und verlangen, dass Ober- und Unterkörper in integrierten Mustern zusammenarbeiten. Sie beanspruchen Fokus und Absicht auf tiefere Weise. Und sie beginnen sich unverkennbar wie Tai Chi anzufühlen.

Gehen Sie mit Zuversicht in diese Woche. Sie haben sie sich verdient.

## 7.1 Sitzende Wolkenhände

### Die Bewegung, die Tai Chi definiert

Wenn es eine Bewegung gibt, die das Wesen des Tai Chi vollständiger als jede andere einfängt, dann sind es die Wolkenhände, auf Chinesisch bekannt als Yun Shou. Sie erscheint in nahezu jedem Tai-Chi-Stil und jeder Form. In klassischen Tai-Chi-Texten wird sie als die Bewegung beschrieben, die die grundlegenden Prinzipien der Kunst am vollständigsten verkörpert: kontinuierlicher Fluss, die Abwesenheit von Kraft, die Koordination des gesamten Körpers durch die Taille und die Qualität sanfter, ungehetzter Aufmerksamkeit, die Tai Chi von jeder anderen Bewegungspraxis unterscheidet.

In der stehenden Version beinhalten die Wolkenhände das seitliche Gewichtsverlagern, während die Arme in großen, sich überlappenden Bögen rotieren. In der sitzenden Version wird die Gewichtsverlagerung zu einer sanften seitlichen Neigung, und die Arme bewegen sich in demselben langsamen, kreisförmigen, sich überlappenden Muster. Das Ergebnis ist eine Bewegung, bei der es aussieht, als würden die Hände die Luft in langsamen, horizontalen Kreisen teilen oder durch Wolken gleiten.

Die Vorteile sind beträchtlich: Die Wolkenhände entwickeln die Rotationskoordination zwischen den zwei Körperseiten, trainieren die Fähigkeit des Nervensystems, zwei unabhängig bewegte Gliedmaßen gleichzeitig zu steuern, vertiefen die Atem-Bewegungs-Verbindung und erzeugen eine Qualität meditativer Ruhe, die Schüler durchgängig als eine der angenehmsten Erfahrungen in der gesamten Praxis beschreiben.

**Ausgangsposition:** Sitzen Sie aufrecht, Füße flach auf dem Boden hüftbreit auseinander. Beide Hände liegen locker im Schoß, Handflächen nach oben. Wirbelsäule verlängert.

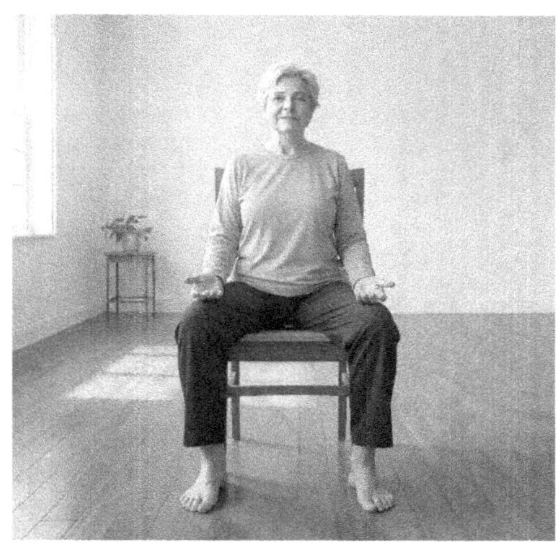

**Schritt 1: Beide Hände zur Mitte heben**

Heben Sie beide Hände auf Brusthöhe, Handflächen nach innen zum Körper hin, rechte Hand etwas höher als die linke, mit einem Abstand von etwa dreißig Zentimetern zwischen den Händen. Dies ist die Ausgangsposition der Wolkenhände.

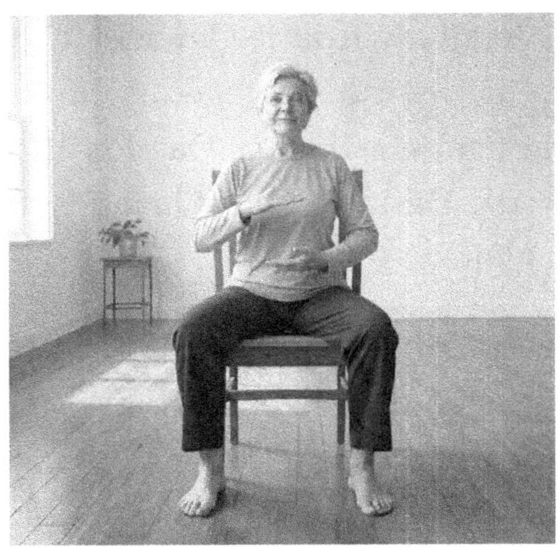

**Schritt 2: Die Rotation beginnen, rechte Hand steigt**

Beim Einatmen drehen Sie Ihre Taille und Ihren Oberkörper sanft einige Zentimeter nach rechts. Lassen Sie Ihre Arme mit Ihrem Rumpf mitgehen. Wenn Sie sich drehen, lässt die rechte Hand auf natürliche Weise auf Gesichtshöhe aufsteigen, während die linke Hand sanft in Richtung Schoß drückt. Ellbogen weich und entspannt halten.

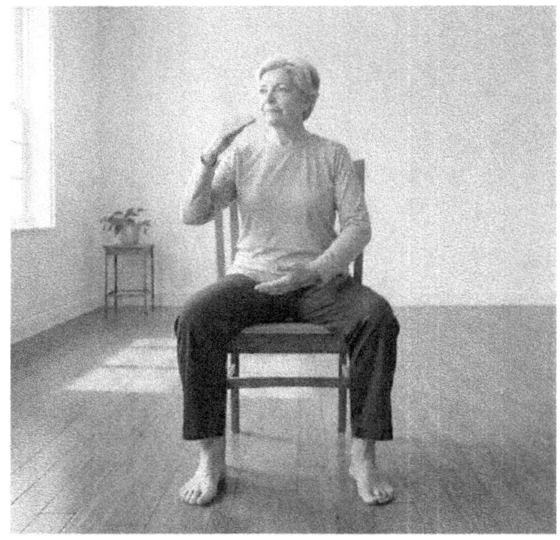

**Schritt 3: Der rechte Mittelpunkt**

Beenden Sie die sanfte Drehung nach rechts. Ihr Rumpf zeigt jetzt leicht nach rechts. Ihre rechte Hand ist hoch (nahe am Gesicht) und die linke Hand ist tief (nahe an der linken Hüfte), beide Handflächen zeigen noch zu Ihnen. Hier nicht anhalten oder einfrieren; Tai Chi ist wie ein sich langsam drehendes Rad, das nie vollständig aufhört.

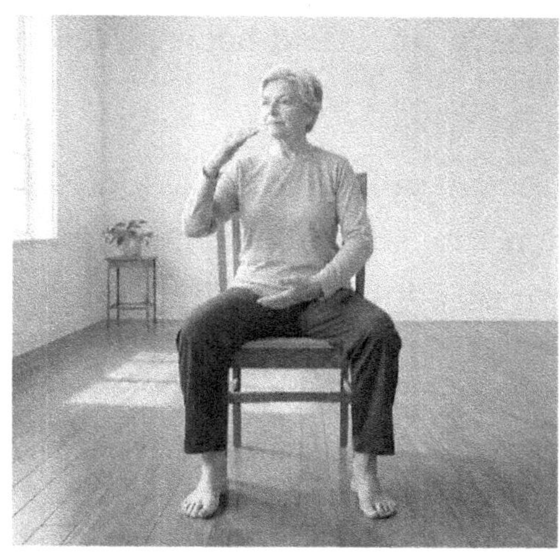

## Schritt 4: Umkehren, linke Hand steigt

Beim langsamen Ausatmen beginnen Sie, Ihre Taille zurück durch die Mitte und nach links zu drehen. Wenn sich Ihr Körper dreht, tauschen Ihre Hände auf elegante Weise die Plätze: Die linke Hand schwebt zu Ihrem Gesicht auf, während die rechte Hand sanft zum Schoß hinabdrückt. Lassen Sie die Hände voreinander vorbeiziehen wie vorbeiziehende Wolken.

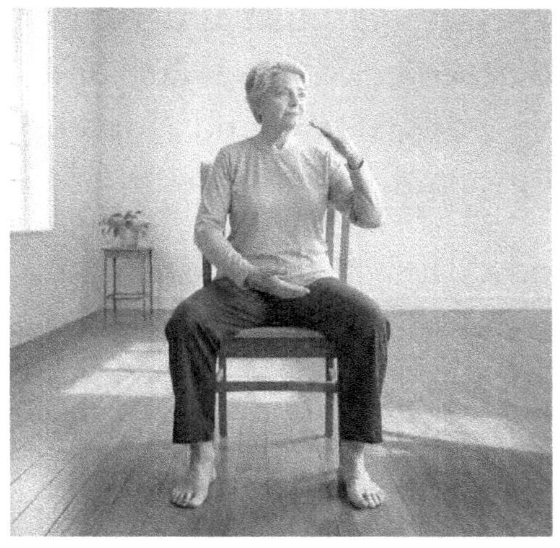

## Schritt 5: Den kontinuierlichen Fluss etablieren

Nach zwei oder drei einzelnen Rotationen auf jeder Seite lassen Sie die Bewegung vollständig kontinuierlich werden, ein nahtloser Zyklus, der in den nächsten übergeht, ohne erkennbaren Anfang oder Endpunkt. Fügen Sie ein sehr sanftes seitliches Körperschwingen hinzu, das den Aufstieg jedes Arms begleitet: leicht nach rechts neigen, wenn die rechte Hand hoch ist, leicht nach links neigen, wenn die linke Hand hoch ist.

**Wiederholungen:** Sechs bis acht vollständige Zyklen (drei bis vier Rotationen auf jeder Seite) ausführen. Sich nur so schnell bewegen, wie der Atem es erlaubt. Wenn die Atmung langsam ist, sollten die Hände langsam sein.

**Modifikation:** Wenn das Heben bis zum Gesicht Zwicken oder Beschwerden in den Schultern verursacht, die Bewegung einfach tiefer halten. Die „hohe" Hand auf Brusthöhe halten und die „tiefe" Hand nahe am Schoß. Die Magie des Tai Chi kommt vom sanften Drehen der Taille, nicht davon, wie hoch man die Arme heben kann. Angenehm halten und es zu Ihrem machen.

### 7.2 Kniehübe und Armstriche

### Ober- und Unterkörper integrieren

Der Kniehub und Armstrich ist die erste Bewegung in diesem Programm, die Ober- und Unterkörper in einem koordinierten, gleichzeitigen Muster vollständig integriert. Er baut auf den Kniehüben aus Kapitel 4 und den Armschwüngen und Drückbewegungen aus demselben Kapitel auf und kombiniert sie zu einer einzigen fließenden Abfolge, die Gehirn und Nervensystem verlangt, die Arm- und Beinbewegungen der gegenüberliegenden Seiten zu koordinieren.

Diese körperübergreifende Integration ist eines der wirkungsvollsten neurologischen Trainingswerkzeuge, das älteren Erwachsenen zur Verfügung steht. Sie aktiviert den Corpus callosum, die neuronale Brücke zwischen den beiden Gehirnhälften, und wurde in der Forschung mit Verbesserungen der Verarbeitungsgeschwindigkeit, Reaktionszeit und motorischen Koordination in Verbindung gebracht, die sich direkt auf die Balance- und Gangqualität im Alltag übertragen.

**Ausgangsposition:** Sitzen Sie aufrecht, Füße flach auf dem Boden hüftbreit auseinander. Beide Hände liegen auf den Oberschenkeln. Wirbelsäule verlängert.

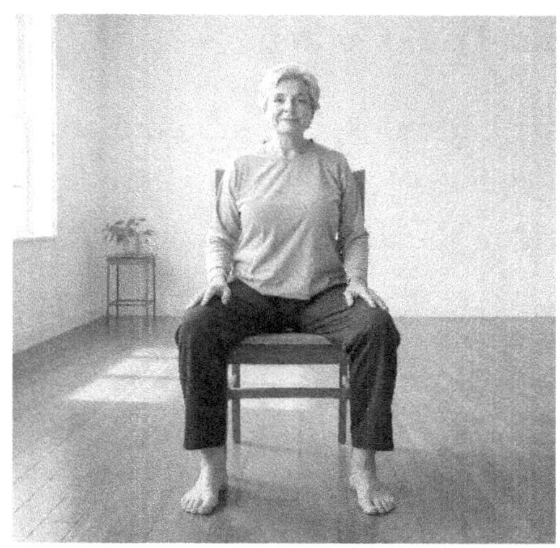

**Schritt 1: Verwurzeln und vorbereiten**

Einen vollständigen Atemzyklus nehmen. Beim Ausatmen beide Füße geerdet und beide Sitzknochen verankert spüren. Die Arme locker und schwer im Schoß sein lassen.

**Schritt 2: Rechtes Knie heben, linken Arm nach vorne streichen**

Beim Einatmen gleichzeitig das rechte Knie aufwärts heben und den linken Arm in einem langen, gleichmäßigen Strich von der Hüfte aus nach vorne und aufwärts führen, knapp über Schulterhöhe. Der rechte Arm bewegt sich sanft zurück und leicht nach außen, wenn der linke sich nach vorne bewegt, und spiegelt die natürliche Gegenarm-Koordination des Gehens wider.

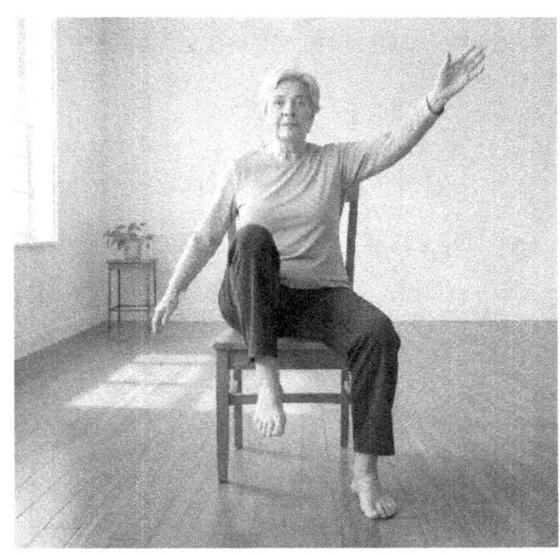

**Schritt 3: Kurz am höchsten Punkt halten**

Am höchsten Punkt des Einatmens die angehobene Knie- und ausgestreckte Armposition für eine natürliche Atempause halten. Die koordinierte Aktivierung durch den Rumpf, den angehobenen Hüftbeuger und die ausgestreckte Schulter spüren.

**Schritt 4: Beim Ausatmen senken und übergehen**

Beim Ausatmen gleichzeitig das rechte Knie zurück auf den Boden senken und den linken Arm zurück zur Hüfte ziehen. Ohne Pause gleichmäßig zur Gegenseite wechseln: Das linke Knie steigt, während der rechte Arm nach vorne und aufwärts streicht.

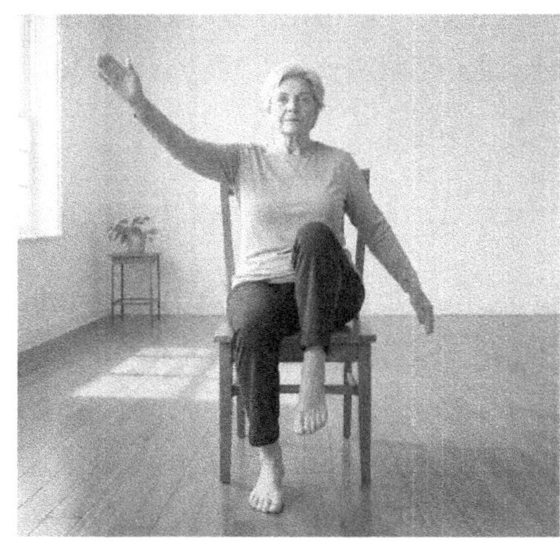

**Wiederholungen:** Vier bis sechs vollständige Zyklen mit wechselnden Seiten pro Einheit.

**Modifikation:** Kniehub und Armstrich können als zwei separate, aufeinanderfolgende Bewegungen statt gleichzeitig ausgeführt werden, um im Laufe der Woche auf die integrierte Version hinzuarbeiten.

## 7.3 Goldener-Hahn-Stand

**Sitzende Balance-Meisterschaft**

Der Goldene-Hahn-Stand ist eine der gefeiertsten Haltungen in allem Tai Chi. In seiner traditionellen stehenden Form beinhaltet er das Balancieren auf einem Bein mit dem gegenüberliegenden angehobenen Knie und den Armen in einer bestimmten Position, eine Haltung, die exquisites Gleichgewicht und fokussierte, verwurzelte Aufmerksamkeit erfordert.

Die sitzende Anpassung für das Stuhl-Tai-Chi bewahrt das wichtigste Trainingselement der ursprünglichen Haltung: die Einbeinverwurzelung kombiniert mit der aufwärts gerichteten Energie der angehobenen Gliedmaße. Anstatt auf einem Bein zu stehen, erden Sie sich vollständig durch einen Fuß, während das andere Bein steigt. Das Ergebnis ist eine Bewegung, die gleichzeitig Hüftbeugestärke, Haltungsstabilität, fokussierte Aufmerksamkeit und die Qualität verwurzelter Präsenz trainiert, die das definierende Merkmal des Goldenen Hahns in all seinen Formen ist.

Forschung und klassische chinesische Medizinpraktiker stellen beide fest, dass Einbein-Balance-Training, selbst in sitzender und unterstützter Form, die sechs großen Meridiane aktiviert, die durch die Beine verlaufen, und erhebliche neurologische Vorteile bietet, darunter verbesserte Koordination, vermindertes Sturzrisiko und erhöhtes Raumbewusstsein.

**Ausgangsposition:** Sitzen Sie aufrecht, leicht nach vorne auf der Sitzfläche. Beide Füße flach auf dem Boden, hüftbreit auseinander. Arme hängen locker an den Seiten oder ruhen auf den Oberschenkeln.

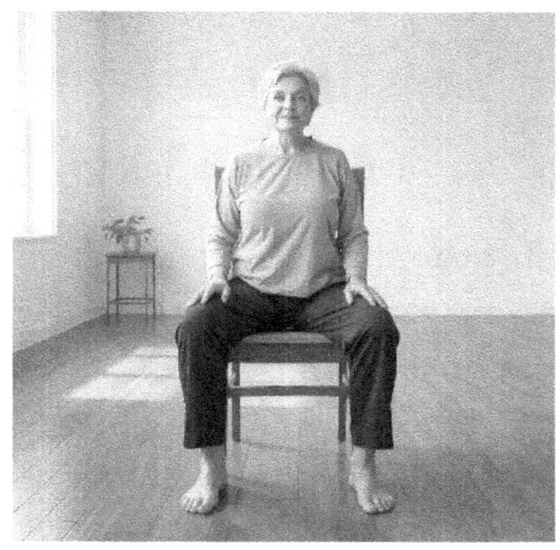

**Schritt 1: Ihre Wurzel finden**

Den linken Fuß fest und vollständig in den Boden erden, als wäre der Fuß die Wurzel eines Baumes, der durch die Erde drückt. Einen Atemzug nehmen. Mit jedem Ausatem den linken Fuß noch geerdeteter und verankerter spüren.

**Schritt 2: Rechter Arm und rechtes Knie gemeinsam steigen**

Beim Einatmen gleichzeitig den rechten Arm aufwärts heben, Ellbogen gebeugt, Hand steigt auf Gesichtshöhe mit der Handfläche nach innen, während das rechte Knie im Kniehub-Muster aufwärts gehoben wird. Der linke Fuß bleibt als einziger Unterkörperkontaktpunkt vollständig und fest geerdet. Dieses koordinierte Aufsteigen von rechtem Arm und rechtem Knie ist die definierende Geste des Goldenen Hahns.

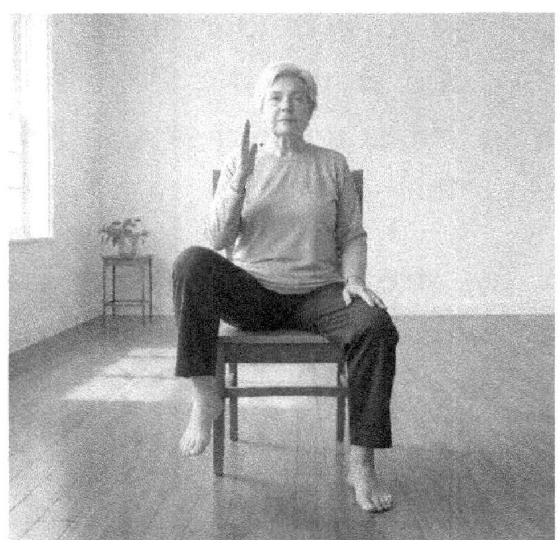

**Schritt 3: Mit vollständiger Aufmerksamkeit halten**

Die angehobene Position für drei bis fünf vollständige Atemzyklen halten. Die Qualität der Aufmerksamkeit während des Haltens ist die Praxis selbst. Die Verwurzelung des geerdeten linken Fußes spüren. Die aufwärts gerichtete Energie des angehobenen rechten Arms und Knies spüren. Die Rumpfaktivierung bemerken, die die Haltung ohne Greifen oder Anspannen aufrechterhält.

**Schritt 4: Mit Kontrolle senken**

Beim Ausatmen langsam gleichzeitig rechten Arm und rechtes Knie senken, den Fuß auf den Boden zurückbringen und den Arm in die Ruheposition.

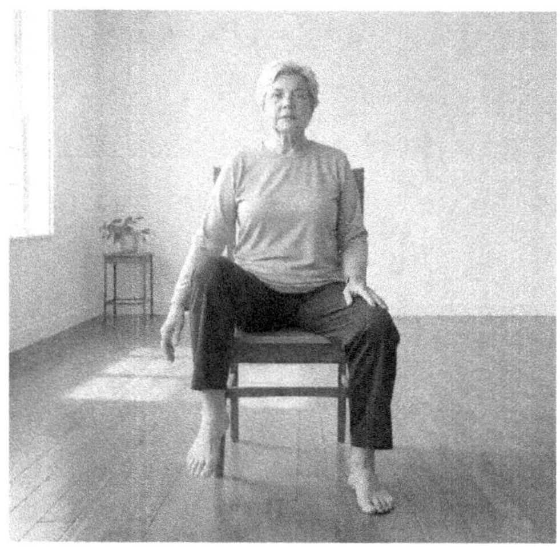

Einen vollständigen Atemzug in der Mitte nehmen, bevor auf der linken Seite begonnen wird.

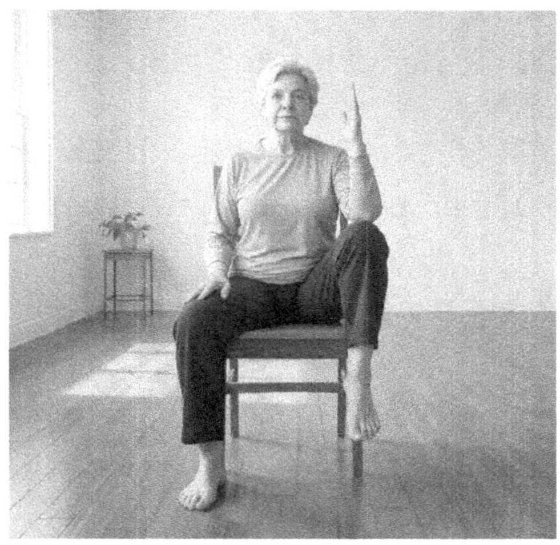

**Wiederholungen:** Zwei bis drei Halteübungen auf jeder Seite pro Einheit, die Haltedauer im Laufe der Woche schrittweise verlängern.

**Modifikation:** Bei eingeschränkter Hüftbeugestärke nur die Ferse vom Boden heben, während der Arm steigt, und die koordinierte Arm-Bein-Geste bei reduziertem Bewegungsradius beibehalten.

## 7.4 Stuhl-Tai-Chi Knie-Bürsten

**Eine klassische Form für den Stuhl angepasst**

Das Knie-Bürsten ist eine der bekanntesten Bewegungen in traditionellen Tai-Chi-Formen und erscheint in den Stillinien des Yang-, Chen- und Sonnen-Stils. Es beschreibt eine Geste, bei der eine Hand in einem Bürstbogen über das Knie nach unten fährt, während die gegenüberliegende Hand nach vorne drückt, und kombiniert eine abwärtsreinigende Bewegung mit einer vorwärts ausgegebenen Energie in einer einzigen koordinierten Geste.

In der sitzenden Version bleiben der drückende und der bürstende Arm die definierenden Elemente, während die Unterkörperbeteiligung vom gewichttragenden Schritt der stehenden Form zu einem koordinierten Einbezug des gegenüberliegenden Knies und Oberschenkels wechselt. Das Ergebnis ist eine Bewegung, die Ober- und Unterkörper-Koordination, seitliche Beweglichkeit durch den Rumpf und die fließende Integration der Gegensätze entwickelt, ein Arm bewegt sich nach unten und einwärts, während der andere nach vorne geht, was das Markenzeichen der bilateralen Intelligenz des Tai Chi ist.

**Ausgangsposition:** Sitzen Sie aufrecht, Füße flach auf dem Boden hüftbreit auseinander. Beide Hände liegen im Schoß. Wirbelsäule verlängert.

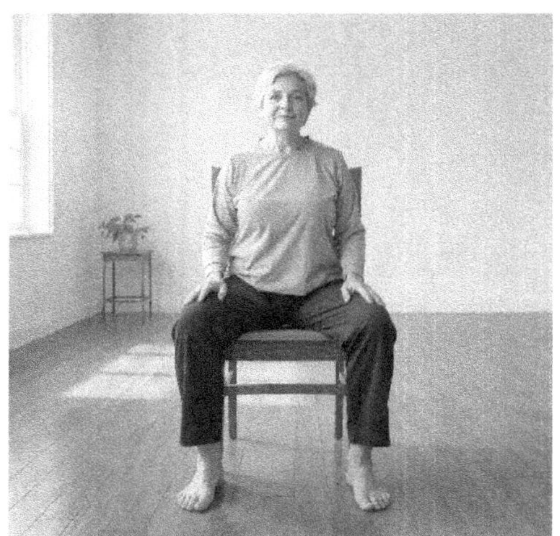

**Schritt 1: Die rechte Hand zum Ohr sammeln**

Beim Einatmen langsam die rechte Hand aufwärts und zurück zum rechten Ohr heben, Handfläche nach vorne zeigend, Ellbogen nach außen zeigend. Dies ist die Sammelposition, aus der der Druck entstehen wird. Gleichzeitig die linke Hand auf dem linken Oberschenkel ruhen lassen, bereit zum Bürsten.

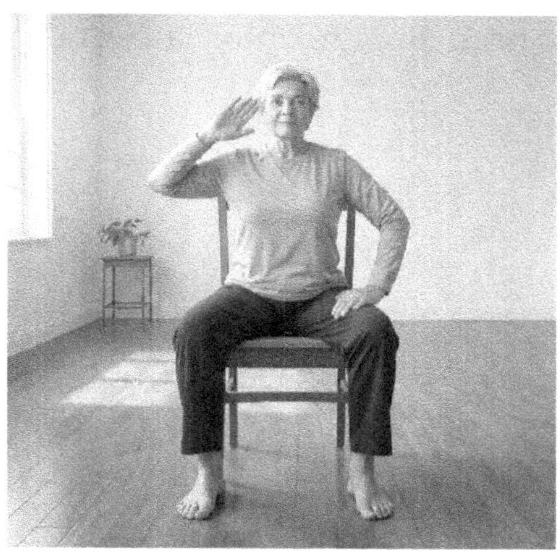

## Schritt 2: Linke Hand über das linke Knie bürsten

Beim Ausatmen die linke Hand in einem gleichmäßigen Bürstbogen nach unten und über das linke Knie führen, als würde man etwas vom Knie wischen. Die Handfläche zeigt während des gesamten Bürstens nach unten. Die Bewegung ist kontrolliert und absichtsvoll, ein sauberer Bogen vom Oberschenkel über das Knie hinaus.

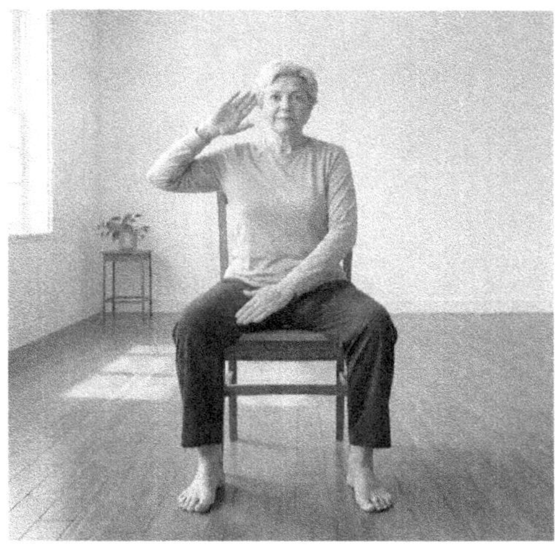

## Schritt 3: Die rechte Hand nach vorne drücken

Gleichzeitig mit dem Bürstbogen der linken Hand die rechte Hand vom Ohr nach vorne in Richtung Körpervorderseite drücken und den Arm auf Brusthöhe nach vorne ausstrecken, Handfläche nach vorne zeigend. Druck und Bürsten enden gemeinsam am Ende des Ausatems, der rechte Arm ist nach vorne ausgestreckt und die linke Hand hat ihren Bogen unterhalb und jenseits des linken Knies beendet.

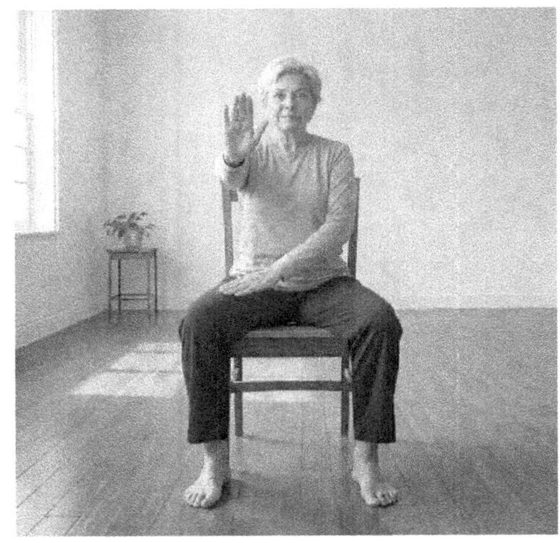

**Schritt 4: Zurücksetzen und Seiten wechseln**

Beim nächsten Einatmen die rechte Hand zurück in die Ruheposition ziehen und die linke Hand zur Sammelposition beim linken Ohr heben.

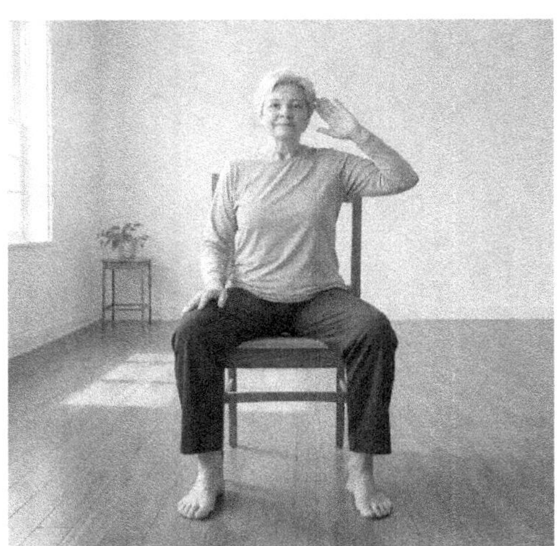

Beim Ausatmen die rechte Hand über das linke Knie bürsten

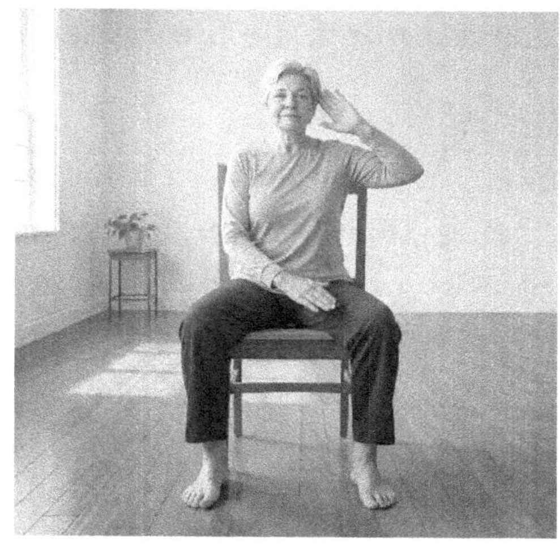

Die linke Hand nach vorne drücken.

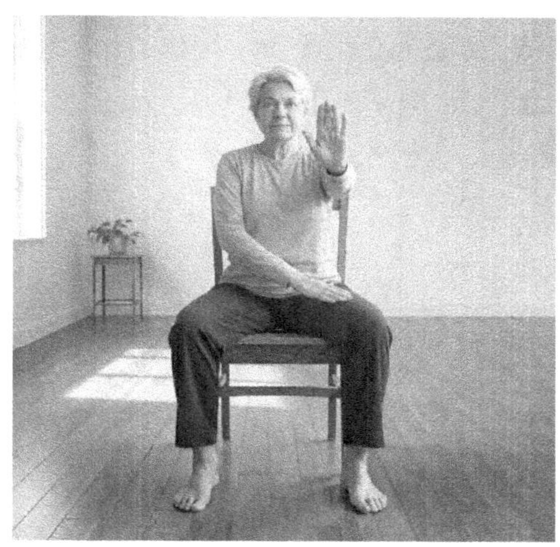

Ein vollständiger Zyklus besteht aus dem Knie-Bürsten auf beiden Seiten.

**Wiederholungen:** Drei bis vier vollständige Zyklen mit wechselnden Seiten pro Einheit.

**Modifikation:** Bürsten und Drücken können als zwei separate, aufeinanderfolgende Bewegungen statt gleichzeitig ausgeführt werden, das Bürsten abschließen, bevor mit dem Drücken begonnen wird, bis die Koordination der kombinierten Bewegung sich auf natürliche Weise entwickelt.

**Abschluss Woche 3: Die Veränderung, die Sie spüren werden**

Irgendwo in dieser Woche, möglicherweise bereits in der zweiten oder dritten Einheit, werden Sie bemerken, dass sich etwas in Ihrem Übungsgefühl verändert hat. Die Bewegungen sind keine Abläufe mehr, die Sie ausführen. Sie beginnen zu etwas zu werden, das Sie bewohnen. Die Wolkenhände-Abfolge wird sich wirklich fließend anfühlen. Der Goldene Hahn wird Sie mit der Stabilität überraschen, die Sie in einer Position erreichen können, die sich in der ersten Einheit noch unsicher anfühlte. Das Knie-Bürsten wird an einem Moment, den Sie nicht vorhersagen und nicht erzwingen können, zu einem koordinierten Ganzen zusammenfinden.

Das ist der Übergang vom Erlernen der Praxis zum Sein in der Praxis. Das ist es, was Woche 3 erzeugen soll. Und sobald es eintrifft, auch nur kurz, wird es Ihnen ein klares, gespürtes Gefühl davon geben, was diese Praxis in den kommenden Monaten und Jahren zu bieten vermag.

# Kapitel 8: Woche 4 — Fluss und geistige Klarheit

Sie befinden sich in der letzten Woche dieses Vier-Wochen-Programms. Nehmen Sie sich einen Moment, bevor Sie weiterlesen, um anzuerkennen, was das bedeutet. Vor vier Wochen lasen Sie Kapitel 1 und entschieden, ob diese Praxis wirklich etwas für Sie ist. Jetzt haben Sie eine tägliche Gewohnheit. Sie haben einen Übungsraum. Sie haben einen Körper, der sich anders bewegt als zu Beginn, freier, bewusster, mit mehr Achtsamkeit und weniger Bedenken.

Woche 4 ist kein Ende. Es ist der Beginn von etwas Nachhaltigerem. Diese Woche verlagert sich der Schwerpunkt vom Aufbau neuer Bewegungen hin zur Vertiefung der Qualität von allem, was Sie bereits kennen. Die Bewegungen dieser Woche mögen vertraut erscheinen, aber die Art und Weise, wie Sie gebeten werden, sie zu bewohnen, ist neu. Fluss, geistiger Fokus, Visualisierung und ehrliche Reflexion über Ihren eigenen Fortschritt sind die Themen von Woche 4.

Bewegen Sie sich langsam diese Woche. Atmen Sie vollständig. Achten Sie genau. Hier wird die Praxis zur Praxis.

## 8.1 Sitzende Beinstreckungen mit Fluss

### Vertraute Bewegung, vertiefte Qualität

Die sitzende Beinstreckung wurde in Kapitel 3 als grundlegende Unterkörperübung eingeführt und in Kapitel 4 als Teil des Kernbewegungsvokabulars wieder aufgegriffen. In Woche 4 sind die körperlichen Abläufe der Bewegung vertraut. Dieser Abschnitt lehrt die Bewegung nicht erneut. Er fordert Sie zu etwas Anspruchsvollerem auf: eine Bewegung, die Sie bereits kennen, mit einer Qualität fließender, ungehetzter Aufmerksamkeit auszuführen, die sie völlig anders anfühlen lässt als in ihren frühesten Versionen.

In Woche 4 wird die Beinstreckung Teil einer fließenden Unterkörpersequenz, die ohne Pause in der Mitte von einem Bein zum anderen übergeht und einen kontinuierlichen, abwechselnden Rhythmus erzeugt, der der

Unterkörperkomponente der sitzenden Tai-Chi-Gehbewegung aus Kapitel 4 ähnelt, aber mit vollständigerer Streckung und tieferer Atemintegration.

**Ausgangsposition:** Sitzen Sie aufrecht, leicht nach vorne auf der Sitzfläche. Hände liegen leicht auf Oberschenkeln oder Armlehnen. Füße flach, hüftbreit auseinander.

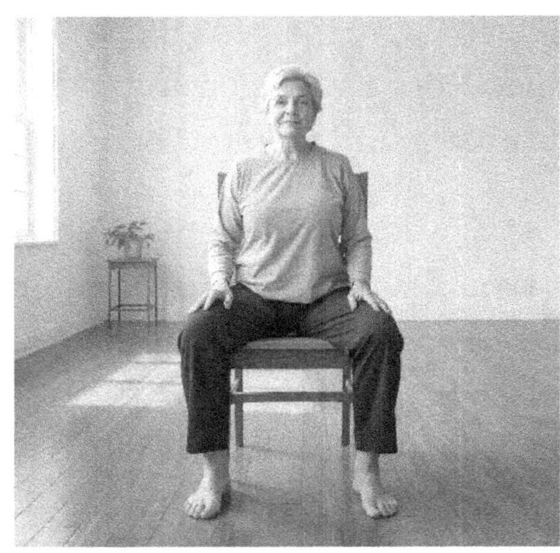

**Schritt 1: Mit geerdetem Atem beginnen**

Zwei vollständige Atemzyklen nehmen, bevor begonnen wird. Beim zweiten Ausatem die Hände völlig schwer und entspannt auf den Oberschenkeln werden lassen. Den Unterschied zwischen der Qualität der Ruhe in diesem Moment und der Qualität der Bewegung, die gleich beginnt, spüren.

**Schritt 2: Das rechte Bein beim Einatmen gleiten und strecken**

Beim Einatmen den rechten Fuß am Boden entlang nach vorne gleiten und das rechte Bein auf eine angenehme vollständige Streckung ausstrecken, Fuß sanft gebeugt, Zehen zeigen nach oben. Die Streckung sollte ihre volle angenehme Länge erreicht haben, wenn der Einatem endet.

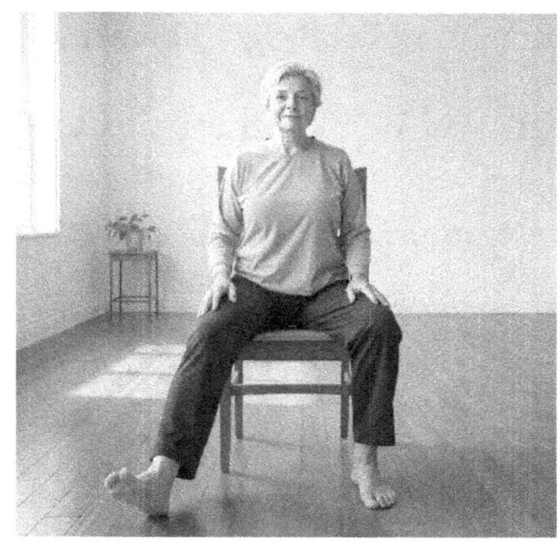

## Schritt 3: Ohne Pause übergehen

Anstatt zur Ausgangsposition zurückzukehren, bevor das linke Bein gestreckt wird, das rechte Bein beim Ausatmen zurückführen und gleichzeitig die Streckung des linken Beins beginnen. Das Ziel ist ein fließender, kontinuierlicher Wechsel, das rechte Bein kehrt zurück, wenn das linke sich streckt, wodurch eine gleichmäßige, wellenartige Unterkörperbewegung entsteht.

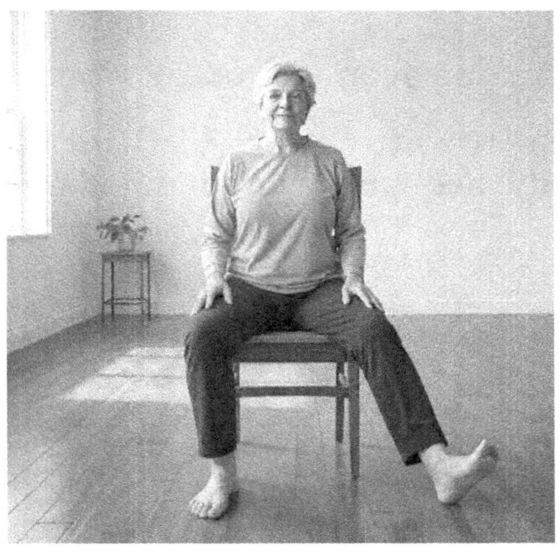

## Schritt 4: Den Flussrhythmus finden

Nach vier bis sechs Wechseln die Bewegung in einem kontinuierlichen Rhythmus einpendeln lassen, in dem Atem, Beinstreckungen und Übergänge als Teil eines ununterbrochenen Flusses stattfinden. Die Bewegung sollte sich wie eine kontinuierliche, sanfte Gezeiten anfühlen, von Seite zu Seite wechselnd, ohne abrupte Stopps oder Starts.

**Wiederholungen:** Acht bis zehn vollständige abwechselnde Zyklen pro Einheit.

**Modifikation:** Für diejenigen, die den kontinuierlichen Wechsel zu anspruchsvoll finden, zum vollständigen Stop-und-Zurücksetzen-Muster aus Kapitel 3 zurückkehren und der vertrauten Bewegung einfach größere Atemintegration und Absicht hinzufügen.

## 8.2 Tai-Chi-Drückbewegungen für den Fluss

### Von der Mechanik zum Ausdruck

Der Tai-Chi-Druck wurde in Kapitel 4 als bilaterales Vorwärtsdrücken eingeführt, das mit Atemkoordination und ganzheitlicher Körperabsicht ausgeführt wird. In Woche 4 ist das körperliche Muster etabliert. Dieser Abschnitt entwickelt den Druck zu einer fließenden, mehrdirektionalen Abfolge weiter, die in einer einzigen kontinuierlichen Geste durch Vorwärts-, Aufwärts- und Abwärtsdrücken bewegt und eine komplexere und ausdrucksstärkere Bewegung erzeugt, die Tai Chis Prinzip des kontinuierlichen, ununterbrochenen Flusses verkörpert.

Die Hinzufügung von Richtungsvariationen in Woche 4 erfordert ein größeres propriozeptives Bewusstsein und Koordination, was sie zu einer echten Woche-4-Herausforderung macht, die bedeutsam auf dem in Woche 1 gelegten Fundament aufbaut.

**Ausgangsposition:** Sitzen Sie aufrecht, Füße flach auf dem Boden. Beide Hände auf Brusthöhe gesammelt, Handflächen nach vorne, Finger zeigen nach oben. Die vertraute Ausgangsposition aus Kapitel 4.

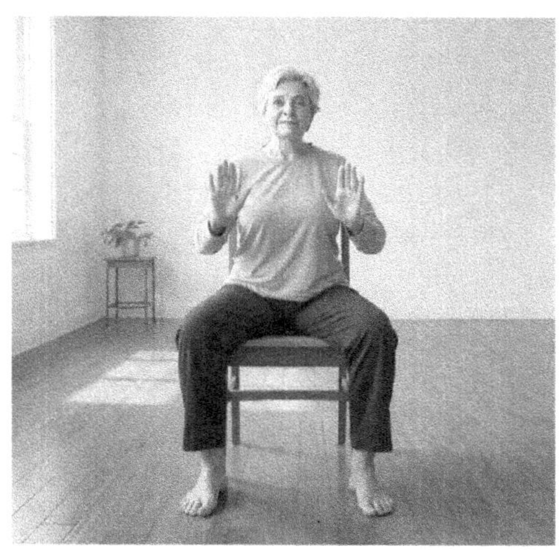

## Schritt 1: Vorwärtsdruck beim Ausatmen

Mit dem vertrauten Vorwärtsdruck aus Kapitel 4 beginnen. Beim Ausatmen beide Arme bis zur angenehmen vollständigen Streckung nach vorne ausstrecken, Handflächen nach vorne, Ellbogen sanft weich.

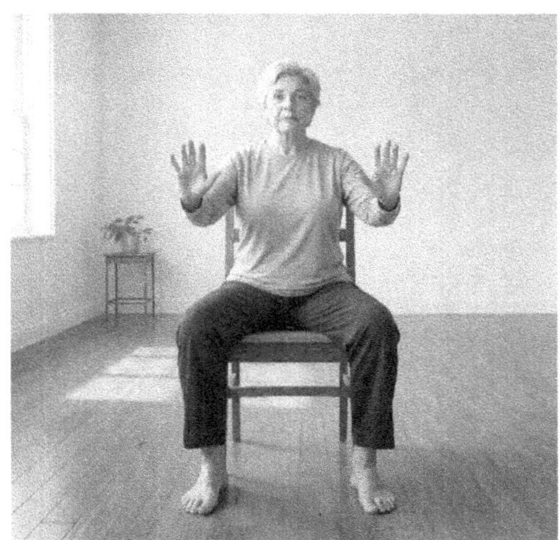

## Schritt 2: Beim Einatmen zum Aufwärtsdruck übergehen

Ohne zur Sammelposition zurückzukehren, beim Einatmen beide Handgelenke drehen, sodass die Handflächen nach oben zeigen, und die Arme leicht zurückziehen und gleichzeitig aufwärts heben, vom Vorwärtsdruck in eine aufwärts hebende Geste übergehen. Die Arme steigen von Brusthöhe leicht darüber, als würde man etwas von unten heben.

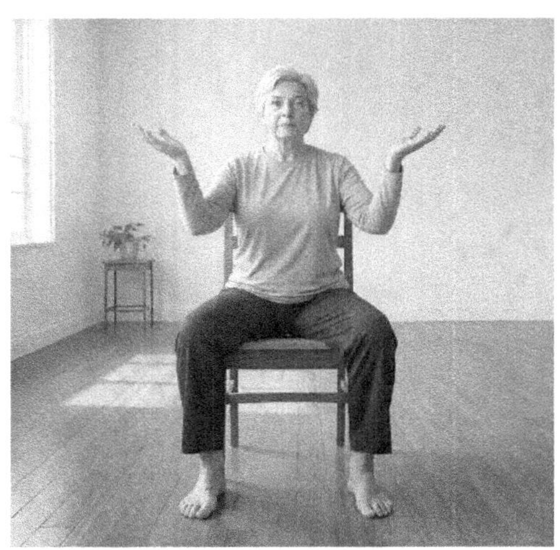

## Schritt 3: Beim Ausatmen nach unten drücken

Beim Ausatmen die Handgelenke erneut drehen, sodass die Handflächen nach unten zeigen, und beide Hände langsam von der erhöhten Position zurück auf Hüfthöhe drücken, als würde man etwas sanft in Richtung Boden drücken. Dieser Abwärtsdruck vervollständigt die dreidirektionale Drückabfolge.

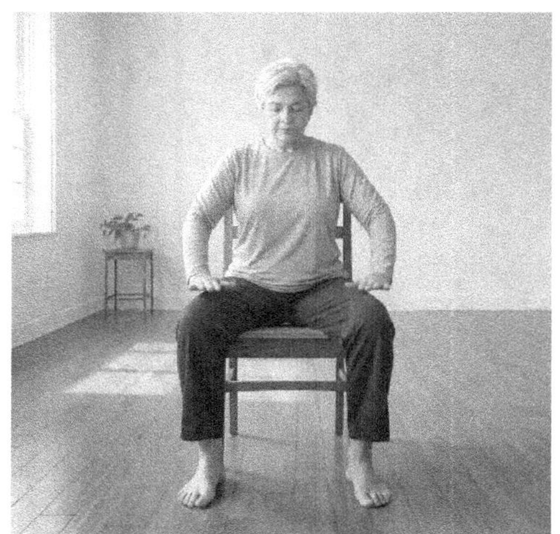

## Schritt 4: Zurückkehren und Zyklen

Beim nächsten Einatmen beide Hände zurück aufwärts und einwärts zur Sammelbrusthöhe ziehen und die dreidirektionale Abfolge erneut beginnen: Vorwärtsdruck, Aufwärtsheben, Abwärtsdrücken. Die Übergänge zwischen den drei Richtungen schrittweise gleichmäßiger werden lassen, bis die gesamte Abfolge als eine ununterbrochene Geste fließt.

**Wiederholungen:** Vier bis sechs vollständige dreidirektionale Zyklen pro Einheit.

**Modifikation:** Diejenigen, die die dreidirektionale Abfolge zu komplex finden, können mit dem einfachen Vorwärtsdruck aus Kapitel 4 mit hinzugefügter Absicht und Fluss fortfahren und über aufeinanderfolgende Einheiten auf die vollständige Abfolge hinarbeiten.

### 8.3 Visualisierungs- und geistige Klarheitspraktiken

**Die innere Dimension der Praxis**

Im gesamten Programm lag der Schwerpunkt auf den körperlichen Dimensionen des Stuhl-Tai-Chi: den Bewegungen, dem Atem, der Haltung, den spezifischen gesundheitlichen Vorteilen für Gelenke und Kreislauf und Balance. All das ist real und wichtig. Aber in Woche 4 richten wir die Aufmerksamkeit vollständig auf die Dimension, die Tai-Chi-Praktizierende stets als gleichwertig wichtig betrachtet haben: die innere Landschaft der Praxis.

Visualisierung im Tai Chi ist nicht Imagination um ihrer selbst willen. Es ist ein praktisches Werkzeug zur Verbesserung der Bewegungsqualität, zur Vertiefung der Entspannungsreaktion und zur Kultivierung der geistigen Klarheit, die Seniorinnen und Senioren durchgängig als einen der wertvollsten Ergebnisse regelmäßiger Praxis berichten. Wenn Sie die innere Erfahrung einer Bewegung visualisieren, anstatt sie nur mechanisch auszuführen, engagiert sich das Nervensystem vollständiger, Muskelrekrutierungsmuster verbessern sich, und die beruhigenden Wirkungen der Praxis vertiefen sich erheblich.

Die folgenden drei Visualisierungspraktiken sind so konzipiert, dass sie während oder unmittelbar nach Ihren regulären Bewegungseinheiten eingesetzt werden. Sie erfordern keine zusätzliche Zeit und keine besondere Fähigkeit. Sie erfordern nur Aufmerksamkeit.

**Visualisierungspraxis 1: Der warme Fluss**

Diese Praxis während der Wolkenhände oder jeder fließenden Armbewegung einsetzen.

Wenn Ihre Arme durch ihre kreisförmigen Bögen bewegen, stellen Sie sich vor, dass Ihre Hände sich durch einen warmen, langsam fließenden Fluss bewegen. Spüren Sie den sanften Widerstand des Wassers, nicht als Hindernis, sondern als eine Substanz, die Ihrer Bewegung Tiefe und Textur verleiht. Bemerken Sie, wie das Vorstellen dieses Widerstands die Bewegung leicht verlangsamt und die Qualität des Armpfades durch den Raum vertieft. Lassen Sie die Wärme des imaginierten Wassers von den Händen in die Handgelenke, Unterarme und Schultern ausbreiten. Bei diesem Bild durch vier bis sechs vollständige Bewegungszyklen bleiben.

**Visualisierungspraxis 2: Der verwurzelte Baum**

Diese Praxis während des Goldenen-Hahn-Stands oder jeder einbeinigen Balancearbeit einsetzen.

Vor und während der gehaltenen Balance-Position die Augen für einen Atemzyklus schließen und sich vorstellen, dass der geerdet Fuß Wurzeln hat, die sich durch den Boden, durch das Fundament des Gebäudes und tief in die Erde darunter erstrecken. Die Stabilität spüren, die aus dem Vorstellen dieser Verwurzelung entsteht. Bemerken Sie, wie sich die Qualität der Balance verändert, wenn dem Nervensystem dieses spezifische mentale Bild der Bodenhaftung gegeben wird. Je lebhafter und konkreter das Bild, desto mehr reagiert der Körper.

**Visualisierungspraxis 3: Durch Licht bewegen**

Diese Praxis als abschließende Praxis am Ende jeder Einheit einsetzen.

Am Ende Ihrer Einheit die Hände im Schoß ruhen lassen und die Augen schließen. Drei langsame Atemzyklen nehmen. Mit jedem Einatem klares, helles Licht durch den Scheitel des Kopfes in den Körper hineinziehen. Mit jedem Ausatem dieses Licht durch die Brust, die Arme, den unteren Rücken, die Beine bis hin zu den Füßen ausbreiten. Nach drei Zyklen dreißig bis sechzig Sekunden in der Qualität erleuchteter, entspannter Präsenz sitzen, bevor die Augen geöffnet werden.

Schülerinnen und Schüler, die diese abschließende Visualisierung regelmäßig üben, berichten, dass sie die beruhigenden Wirkungen der Einheit erheblich in die folgenden Stunden ausdehnt und dass sie über mehrere Wochen beginnt, eine Grundqualität geistiger Klarheit zu erzeugen, die den ganzen Tag anhält.

## 8.4 Ihren Fortschritt bewerten

### Mit klaren Augen zurückblicken

Lassen Sie uns einen Moment zurückblicken. Seien Sie ehrlich mit sich selbst, nicht kritisch, nur ehrlich. Denken Sie an diesen ersten Tag. Wie fühlten sich Ihre Schultern damals im Vergleich zu jetzt an? Können Sie nach einer Kaffeetasse greifen mit etwas weniger Steifheit? Diese kleinen Siege sind es, die wir zählen.

Lesen Sie die folgenden Reflexionsbereiche durch und nehmen Sie sich einige Minuten, entweder gedanklich oder schriftlich, um Ihre ehrlichen Antworten festzuhalten.

**Körperliche Beweglichkeit.** Denken Sie an Tag 1 zurück, als Sie zum ersten Mal in Ihrem Übungsstuhl saßen und die Armschwünge aus Kapitel 3 versuchten. Wie fühlten sich Ihre Schultern damals an? Wie fühlen sie sich jetzt an? Können Sie die Arme mit größerer Leichtigkeit auf Schulterhöhe heben? Hat der Bewegungsradius der Seitdehnung zugenommen? Ist die sitzende Vorwärtsbeugung tiefer als in Woche 1?

Sie müssen diese Veränderungen nicht präzise messen. Bemerken Sie sie einfach. Viele Schülerinnen und Schüler stellen fest, dass die Verbesserungen am deutlichsten bei Aktivitäten außerhalb der Praxis sichtbar sind: ohne Zögern nach etwas auf einem hohen Regal greifen, sich ohne Steifheit umdrehen und zurückschauen, mit spürbar weniger Aufwand als vor vier Wochen von einem Stuhl aufstehen.

**Balance und Koordination.** Ist die Goldene-Hahn-Halteübung im Laufe der Woche stabiler geworden? Fühlt sich die sitzende Tai-Chi-Gehbewegung natürlicher koordiniert an? Haben Sie eine Veränderung darin bemerkt, wie Sie alltägliche Situationen, die Balance erfordern, navigieren, wie das Übersteigen einer Schwelle, das Gehen auf unebenem Boden oder das Verlagern Ihres Gewichts, um nach etwas zu greifen?

**Atem und Entspannung.** Fühlt sich Zwerchfellatmen jetzt natürlich an, oder erfordert es noch bewusste Anstrengung? Haben Sie eine Veränderung in Ihrem allgemeinen Stressniveau, Ihrer Schlafqualität oder Ihrer Fähigkeit bemerkt, sich in Momenten der Angst zu beruhigen? Gab es Momente im Laufe des Tages, außerhalb der Praxis, in denen Sie bemerkt haben, dass Sie langsamer und voller atmen als früher?

**Geistige Klarheit.** Viele Schülerinnen und Schüler bemerken diese Fortschrittsdimension, bevor sie die körperlichen Veränderungen bemerken. Hat sich Ihr Fokus verbessert? Spüren Sie in den Stunden nach Ihrer Morgenpraxis eine klarere Qualität geistiger Wachheit? Haben Sie eine Veränderung in Gedächtnis, Stimmung oder dem allgemeinen Gefühl kognitiver Leichtigkeit bemerkt, die Ihre Tage tragen?

**Was Sie fortführen möchten.** Woche 4 endet, aber Ihre Praxis muss das nicht. Welche Bewegungen sind Ihnen wirklich ans Herz gewachsen? Welche Vorteile sind Ihnen persönlich am wichtigsten? Die Antworten auf diese Fragen sind das Rohmaterial, aus dem Ihre fortlaufende Praxis nach dem Programm geformt wird.

Nehmen Sie sich Zeit mit dieser Reflexion. Was Sie hier finden, ist kein Bericht über Ihre Angemessenheit. Es ist eine Karte echter, verdienter Fortschritte und der Beginn des Verstehens, wozu diese Praxis für Sie heranwächst.

# Kapitel 9: Stuhl-Tai-Chi für spezifische gesundheitliche Bedürfnisse

Ein Vier-Wochen-Programm des Stuhl-Tai-Chi erzeugt allgemeine gesundheitliche Vorteile, die nahezu jeder Senior nützen werden, der es abschließt. Aber die Praxis ist auch flexibel genug, um speziell für bestimmte gesundheitliche Zustände angepasst zu werden, mit denen viele ältere Erwachsene täglich leben. Dieses Kapitel behandelt drei der häufigsten: Arthritis, kardiovaskuläre Gesundheitsbedenken und kognitive Herausforderungen. Jeder Abschnitt bietet gezielte Orientierung darüber, welche Bewegungen zu betonen sind, wie man sie für den jeweiligen Zustand anpasst, und was Forschung und klinische Evidenz über die spezifischen verfügbaren Vorteile sagen.

Wenn Sie mit einem dieser Zustände leben, ist dieses Kapitel keine medizinische Beratung. Es ist ein Begleiter Ihrer medizinischen Behandlung und bietet Ihnen Informationen, die Sie zu Ihrem Gesundheitsteam mitbringen können, sowie Bewegungs Werkzeuge, die die professionelle Behandlung ergänzen, nicht ersetzen.

## 9.1 Zur Arthritis-Linderung

### Die Beziehung zwischen Arthritis und Bewegung verstehen

Arthritis ist nicht eine Erkrankung, sondern eine Familie von Erkrankungen. Osteoarthritis, die häufigste Form bei älteren Erwachsenen, beinhaltet den allmählichen Verschleiß des Gelenkknorpels, der zu Schmerzen, Steifheit und vermindertem Bewegungsradius führt, vorwiegend in Knien, Hüften, Händen und der Wirbelsäule. Rheumatoide Arthritis ist eine Autoimmunerkrankung, die Entzündungen in der Gelenkschleimhaut erzeugt, Gelenke im ganzen Körper betrifft und Perioden schmerzhafter Entzündungsschübe abwechselnd mit relativer Remission erzeugt.

Bei beiden Formen ist der Instinkt oft, das schmerzende Gelenk zu schützen, indem man es weniger bewegt. Dieser Instinkt ist verständlich, wirkt aber mit der Zeit kontraproduktiv. Gelenke brauchen Bewegung, um die Verteilung der

Gelenkflüssigkeit aufrechtzuerhalten, des natürlichen Schmiermittels des Gelenks. Sie brauchen die sanfte Belastung durch Bewegung, um die Knorpelzellen zu stimulieren, die die Gelenkfläche erhalten. Und die Muskeln rund um das Gelenk, wenn sie durch Nichtgebrauch schwächer werden, bieten dem Gelenk weniger Unterstützung, das dann mit jeder Bewegung mehr Belastung erfährt. Bewegungslosigkeit fördert Arthritis-Schmerzen, anstatt sie zu lindern.

Stuhl-Tai-Chi adressiert diesen Kreislauf direkt. Seine Bewegungen sind langsam genug, um entzündlichen Stress zu vermeiden, vielfältig genug, um jedes Gelenk durch seinen natürlichen Bewegungsradius zu führen, und beständig genug, um die Gelenkgesundheitsvorteile aufrechtzuerhalten, die nur regelmäßige Bewegung bieten kann.

**Vorteilhafteste Bewegungen bei Arthritis**

**Sitzende Armkreise** gehören zu den zielgerichtetsten Übungen für Schulter- und Ellbogenarthritis. Mit beiden Armen auf eine angenehme Höhe angehoben, langsame, kleine Kreise in der horizontalen Ebene ausführen, als würde man etwas sanft umrühren. Mit Kreisen beginnen, die nicht größer als ein Tennisball sind, und allmählich auf Tellergröße ausweiten, wenn das Gelenk sich erwärmt. Die Rotationsbewegung verteilt Gelenkflüssigkeit im gesamten Schultergelenk und reduziert die Steifheit, die nach Ruheperioden ihren Höhepunkt erreicht.

**Handgelenksbeugen und -kreisen** aus dem Aufwärmprogramm von Kapitel 5 sind besonders wertvoll bei Osteoarthritis der Hand und des Handgelenks, einer der funktionell einschränkendsten Arthritis-Formen für ältere Erwachsene. Zweimal täglich ausgeführt, vor und nach der Hauptübungseinheit, reduzieren sie die Morgensteifheit erheblich über zwei bis drei Wochen konsequenter Praxis.

**Sitzende Kniehübe** aus Kapitel 4, bei einem kleinen, angenehmen Bewegungsradius ausgeführt, erhalten die Quadrizepsstärke, die das Kniegelenk vor dem Reiben schützt, das entsteht, wenn die Muskeln schwach sind. Der Schlüssel bei Kniearthritis ist, den Bewegungsradius strikt in der schmerzfreien Zone zu halten; jede Bewegung, die scharfen oder sich verschlimmernden

Gelenkschmerz erzeugt, sollte im Bewegungsradius reduziert oder eingestellt werden, bis das Gelenk beurteilt wird.

**Wolkenhände** aus Kapitel 7 bieten kontinuierliche, fließende Bewegung durch Schulter-, Ellbogen- und Handgelenksgelenke gleichzeitig, was sie zu einem der effizientesten Arthritis-Management-Werkzeuge im gesamten Programm macht.

Eine ältere Schülerin in einem meiner Kurse in einer Rentnergemeinschaft hatte seit elf Jahren schwere Hand-Osteoarthritis, als sie dem Stuhl-Tai-Chi-Programm beitrat. Ihr Rheumatologe hatte ihr geraten, die Hände in Bewegung zu halten, aber sie hatte die meisten Handübungen als zu schmerzhaft oder zu langweilig empfunden, um sie beizubehalten. Nach sechs Wochen täglicher Praxis mit Handgelenksbeugen und Wolkenhänden berichtete sie von einer erheblichen Reduzierung der Morgensteifheit, von etwa neunzig Minuten auf unter dreißig Minuten, und ihre Griffstärke verbesserte sich bei ihrem nächsten ergotherapeutischen Termin messbar. Ihre Therapeutin integrierte Stuhl-Tai-Chi als Ergebnis in ihren formalen Behandlungsplan.

### Ein Hinweis zu Entzündungsschub-Tagen

An Tagen, an denen Arthritis-Symptome akut erhöht sind, die Praxis nicht bei normaler Intensität durchkämpfen. Stattdessen nur das Atem-und-Haltungs-Einchecken aus Kapitel 5 und die Visualisierungspraktiken aus Kapitel 8 ausführen. Die parasympathische Aktivierung durch langsames Atmen reduziert systemische Entzündungen auf hormoneller Ebene und bietet sinnvolle Linderung, auch wenn körperliche Bewegung nicht angemessen ist. Die Praxis setzt sich an Entzündungsschub-Tagen fort. Sie nimmt lediglich eine andere Form an.

## 9.2 Für Herzgesundheit und Kreislauf

### Tai Chi als kardiovaskuläre Medizin

Die Evidenz, die Tai Chi als vorteilhafte Praxis für die kardiovaskuläre Gesundheit unterstützt, gehört zu den robusten im gesamten Bereich der integrativen Medizin. Eine umfassende systematische Übersichtsarbeit aus dem Jahr 2021, veröffentlicht im *European Journal of Preventive Cardiology*, stellte fest, dass regelmäßige Tai-Chi-Praxis mit signifikanten Reduktionen des systolischen und diastolischen Blutdrucks, Reduktionen der Ruheherzfrequenz, Verbesserungen der Herzfrequenzvariabilität und reduzierten Markern systemischer Entzündung verbunden war, alle unabhängig von anderen Lebensstilfaktoren.

Stuhl-Tai-Chi profitiert der kardiovaskulären Gesundheit insbesondere durch drei primäre Mechanismen. Erstens erhält die kontinuierliche, niedrigintensive Bewegung ein erhöhtes Niveau peripherer Durchblutung im Vergleich zu vollständiger Ruhe, stimuliert den Blutfluss zu den Extremitäten und reduziert die venöse Stagnation, die zu geschwollenen Knöcheln, kalten Füßen und dem Kreislaufbeschwerden beiträgt, die bei bewegungsarmen älteren Erwachsenen häufig sind.

Zweitens fungiert das in jeder Einheit praktizierte Zwerchfellatmen als zusätzliche kardiovaskuläre Pumpe. Jeder vollständige Atemzyklus erzeugt Veränderungen des intrathorakalen Drucks, die die Rückkehr des Blutes zum Herzen unterstützen. Über eine zehnminütige Einheit ist dieser Effekt kumulativ und bedeutsam, besonders für diejenigen mit reduzierter Herzleistung durch altersbedingte Veränderungen oder milde Herzinsuffizienz.

Drittens wirkt die konsistente Aktivierung des parasympathischen Nervensystems durch Atem und achtsame Bewegung direkt dem erhöhten sympathischen Tonus entgegen, der chronisch schwachen Stressreaktion, die einer der primären Treiber von Bluthochdruck und Herz-Kreislauf-Erkrankungen bei älteren Erwachsenen ist.

**Vorteilhafteste Bewegungen für die kardiovaskuläre Gesundheit**

**Sitzende Beinhübe und -curls** sind eine der effektivsten Kreislaufübungen für die unteren Gliedmaßen. Aufrecht sitzend, die rechte Ferse langsam zurück in Richtung Stuhlbein ziehen, indem das Knie gebeugt wird, dann strecken und auf der linken Seite wiederholen. Die abwechselnde Kontraktion und Entspannung der Oberschenkelrückseitenmuskulatur wirkt als Muskelpumpe für den venösen Blutrückfluss aus den Unterschenkeln und adressiert direkt die Kreislaufstagnation, die zu Krampfadern, Beinschwellungen und dem Unbehagen peripherer Gefäßerkrankungen beiträgt. Zehn bis fünfzehn langsame abwechselnde Curls als Ergänzung zum regulären Aufwärmen ausführen.

**Armstriche aus Kapitel 7** beanspruchen die großen Muskelgruppen des Schultergürtels und des oberen Rückens in langsamer, wiederholter Bewegung, die eine sanfte, aber anhaltende Erhöhung der Herzfrequenz aufrechterhält und die Oberkörperdurchblutung deutlich verbessert.

**Der Tai-Chi-Druck** aus Kapiteln 4 und 8 beansprucht sowohl die Drück- als auch die Rückkehrphasen, um die Brust- und hintere Schultermuskulatur in einem gleichmäßigen, rhythmischen Wechsel zu beanspruchen, der die Durchblutung aufrechterhält und dabei weit innerhalb der kardiovaskulären Komfortzone auch jener mit erheblichen Herzeinschränkungen bleibt.

**Ganzkörper-Atempraktiken**, insbesondere das Drei-zu-Eins-Ausatem-zu-Einatem-Verhältnis aus Kapitel 3, reduzieren den Blutdruck während der Praxis messbar und haben in mehreren Studien gezeigt, dass sie bei älteren Erwachsenen, die acht bis zwölf Wochen konsequent üben, dauerhafte Reduktionen des Ruheblutdrucks erzeugen.

Eine pensionierte Lehrerin Mitte siebzig besuchte ihren ersten Stuhl-Tai-Chi-Kurs auf Empfehlung ihres Kardiologen nach einem milden Herzvorfall. Sie begann mit den einfachsten Bewegungen, Armschwünge und langsames Atmen, übte täglich zwölf Minuten jeden Morgen. Bei ihrer Drei-Monats-Herz-Nachkontrolle war ihr Ruheblutdruck von einem Durchschnitt von 148/92 auf 131/81 gesunken, eine Reduktion, die ihr Kardiologe als klinisch bedeutsam bezeichnete. Sie führte die Praxis fort und behielt diese Verbesserung bei ihrer Sechs-Monats-Nachkontrolle.

### Innerhalb kardialer Einschränkungen arbeiten

Wenn Sie eine diagnostizierte Herzerkrankung haben, arbeiten Sie eng mit Ihrem Kardiologen oder Ihrem kardialen Rehabilitationsteam zusammen, wenn Sie dieses Programm nutzen. Die meisten Herzpatienten können Stuhl-Tai-Chi sicher in allen Erholungsphasen praktizieren, aber spezifische Bewegungsintensitätsempfehlungen müssen möglicherweise individualisiert werden. Das subjektive Anstrengungsempfinden sollte durchgehend niedrig bleiben; keine Bewegung in diesem Programm sollte Atemnot, Brustbeschwerden oder Herzklopfen verursachen. Wenn eines dieser Symptome auftritt, sofort aufhören und den Arzt kontaktieren.

## 9.3 Für kognitiven Abbau und Gehirngesundheit

**Warum Tai Chi einzigartig positioniert ist zu helfen**

Die meisten Übungen helfen dem Gehirn auf eine Weise: Sie sorgen dafür, dass dort oben mehr Blut fließt. Das ist wertvoll, aber Tai Chi tut etwas Zusätzliches. Tai Chi bietet diesen Vorteil und mehrere andere gleichzeitig, weshalb es sich von nahezu jeder anderen Bewegungspraxis in seinen nachgewiesenen Auswirkungen auf die Kognition abhebt.

Eine bahnbrechende, vom NIA geförderte Studie, veröffentlicht in den *Annals of Internal Medicine*, untersuchte 304 Erwachsene im Alter von 65 Jahren und älter mit leichter kognitiver Beeinträchtigung über sechs Monate regelmäßiger Tai-Chi-Praxis. Die traditionelle Tai-Chi-Gruppe steigerte die kognitiven Testergebnisse um 1,5 Punkte im Vergleich zu einer Kontrollgruppe mit reinem Stretching. Eine kognitiv angereicherte Version von Tai Chi, die mentale Herausforderungen während der Bewegung hinzufügte, steigerte die Werte um fast drei Punkte, eine klinisch bedeutsame Verbesserung, die keine pharmazeutische Intervention bei leichter kognitiver Beeinträchtigung konsistent erreicht hat.

Eine systematische Übersichtsarbeit in *BMC Geriatrics* bestätigte, dass Tai-Chi-Praxis über zwölf Wochen bis zu einem Jahr kleine bis moderate, aber klinisch relevante Verbesserungen der allgemeinen kognitiven Funktion bei älteren Menschen mit kognitiver Beeinträchtigung erzeugte, im Vergleich sowohl zu Nicht-Interventions- als auch zu aktiven Kontrollgruppen. Weitere Forschungen, veröffentlicht in *JAMA Network Open*, ergaben, dass Tai Chi das Fitnessgehen bei der Verbesserung der globalen kognitiven Funktion bei älteren Erwachsenen mit leichter kognitiver Beeinträchtigung über sechsunddreißig Wochen Praxis übertraf.

Die Gründe sind gleichzeitig physiologisch und neurologisch. Tai Chi erhöht den zerebralen Blutfluss durch seine aerobe Komponente. In neuroimaging-Studien wurde gezeigt, dass es den Hippocampus stärkt, die Gehirnregion, die für die

Gedächtnisbildung am kritischsten und für die Alzheimer-bedingte Degeneration am anfälligsten ist. Es aktiviert den präfrontalen Kortex durch die Anforderungen des Lernens, Sequenzierens und Erinnerns von Bewegungsmustern. Und die bilaterale, körperübergreifende Koordination, die Bewegungen wie Wolkenhände und die sitzende Tai-Chi-Gehbewegung definiert, stimuliert direkt den Corpus callosum, die neuronale Brücke zwischen den Gehirnhälften, deren Gesundheit stark mit kognitiver Belastbarkeit im älteren Alter verbunden ist.

Wichtig ist, dass Stuhl-Tai-Chi diese Mechanismen selbst in seiner sanftesten, zugänglichsten Form anspricht. Die Gehirnvorteile erfordern keine starke aerobe Intensität. Sie erfordern konsistentes Engagement von Bewegung, Atem, Aufmerksamkeit und Gedächtnis, das alles von der ersten Woche dieses Programms an in jede Einheit eingebaut ist.

**Wie kognitive Herausforderungen die Praxis verändern**

Seniorinnen und Senioren mit kognitiven Einschränkungen reichen von denjenigen mit leichten Gedächtnisbeschwerden, die ansonsten vollständig unabhängig sind, bis zu denen mit mittelschwerer Demenz, die erhebliche tägliche Unterstützung benötigen. Stuhl-Tai-Chi kann auf diesem gesamten Spektrum sinnvoll angepasst werden, obwohl die Anpassung auf jeder Ebene ganz anders aussieht.

Für diejenigen mit **leichter kognitiver Beeinträchtigung** ist das Standard-Vier-Wochen-Programm in diesem Buch mit minimaler Modifikation angemessen. Die primäre Anpassung besteht darin, die Komplexität mehrstufiger Bewegungsanweisungen während der Lernphase zu reduzieren und mehr Wiederholung zu verwenden, bevor neue Bewegungen eingeführt werden. Ein vollständig konsistentes tägliches Übungsumfeld zu etablieren, derselbe Stuhl, derselbe Raum, dieselbe Zeit, dieselbe Eröffnungsatemsequenz, ist besonders wichtig, da Umgebungshinweise die reduzierte Zuverlässigkeit des prospektiven Gedächtnisses bei leichter Beeinträchtigung kompensieren.

Für diejenigen mit **mittelschweren kognitiven Herausforderungen** die Praxis auf drei bis vier Kernbewegungen statt des vollen Repertoires vereinfachen und konsistente verbale Hinweise verwenden, die von Einheit zu Einheit identisch bleiben. Das Ziel ist nicht Vielfalt oder Fortschritt, sondern die zuverlässige, tägliche Wiederholung einer kleinen Anzahl bekannter Bewegungen, in die Gehirn und Körper eintreten können, ohne den kognitiven Aufwand, etwas Neues zu lernen. Wolkenhände, das Atem-und-Haltungs-Einchecken, Armschwünge und die abschließende Visualisierung aus Kapitel 8 bilden eine ausgezeichnete vereinfachte Kernpraxis für diese Gruppe.

Für diejenigen in den **frühen Stadien der Demenz** sollte die Praxis von einer Pflegeperson oder einem Familienmitglied geleitet oder geführt werden, anstatt selbst gesteuert zu sein. Die Forschung von Dr. Paul Lam am Tai Chi for Health Institute hat spezifische Protokolle für Alzheimer- und Demenzbevölkerungen entwickelt, und sein Prinzip ist hier direkt anwendbar: Das Ziel ist Qualitätszeit in Bewegung und Atem, nicht die Ausführung spezifischer Formen. Jede Bewegung, die die Person mit einem gewissen Grad an Aufmerksamkeit und Atembewusstsein ausführen kann, stellt eine gültige und vorteilhafte Praxis dar.

**Vorteilhafteste Bewegungen für die kognitive Gesundheit**

**Wolkenhände aus Kapitel 7** sind die kognitiv anspruchsvollste einzelne Bewegung in diesem Programm. Sie erfordern die gleichzeitige Steuerung zweier unabhängig bewegter Gliedmaßen, die Koordination der Körperrotation mit der Armbewegung und die Aufrechterhaltung eines fließenden Rhythmus, alles während dem Atem gefolgt wird. Die bilaterale Koordinationsanforderung ist genau die Art neuronaler Herausforderung, die Forscher als vorteilhafteste für die Erhaltung und Verbesserung der kognitiven Funktion identifiziert haben. Wolkenhände so lange üben, wie es sich in jeder Einheit angenehm anfühlt. Für die kognitive Gesundheit sind mehr Wiederholungen der Wolkenhände wertvoller als eine größere Vielfalt kürzerer Bewegungen.

**Die sitzende Tai-Chi-Gehbewegung aus Kapitel 4** trainiert die körperübergreifenden neuronalen Pfade durch abwechselnde gegenüberliegende Arm-Bein-Koordination. Dies ist dieselbe Art bilateraler Muster, die in kognitiv angereicherten Tai-Chi-Forschungsprogrammen verwendet wird und in Studien direkt mit verbesserter Doppelaufgaben-Leistung verbunden wurde, der Fähigkeit, zwei mentale oder körperliche Aufgaben gleichzeitig zu bewältigen, eine der kognitiven Funktionen, die bei normalem Altern und leichter kognitiver Beeinträchtigung am frühesten und funktionell disruptivsten abnimmt.

**Das Knie-Bürsten aus Kapitel 7** fügt die kognitive Anforderung des Sequenzierens hinzu, die Notwendigkeit, sich zu erinnern, welche Hand bürstet und welche drückt, und welche Seite als nächstes kommt, was es zu einer nützlichen Arbeitsgedächtnisübung macht, die in die körperliche Praxis eingebettet ist.

**Kognitive Herausforderungen zu jeder Bewegung hinzufügen** ist eine Technik, die direkt durch NIA-geförderte Forschung unterstützt wird. Während einer anhaltenden Bewegungssequenz kann eine Pflegeperson, ein Übungspartner oder der Praktizierende selbst einfache gleichzeitige mentale Aufgaben einführen, um den kognitiven Trainingseffekt zu steigern:

- Während der Wolkenhände von zwanzig rückwärts in Zweierschritten zählen

- Bei jedem abwechselnden Schritt der sitzenden Tai-Chi-Gehbewegung eine Frucht, ein Gemüse oder ein Tier nennen

- Während der Armschwünge ein vier- oder fünfbuchstabiges Wort laut buchstabieren, einen Buchstaben pro Atemzyklus

- Während der abschließenden Visualisierung eine spezifische Erinnerung abrufen, das Gesicht einer Person, einen Ort aus der Vergangenheit, und es gedanklich im Detail beschreiben

Diese Ergänzungen verkomplizieren die körperliche Praxis nicht. Sie überlagern sie mit genau der Art von Doppelaufgaben-Neuronalbelastung, von der die Forschung gezeigt hat, dass sie die bedeutsamsten kognitiven Verbesserungen erzeugt.

**Die emotionale Dimension des kognitiven Abbaus**

Kognitiver Abbau trägt eine emotionale Last, die in jedem Leitfaden, der ihn anspricht, ehrlich anerkannt werden muss. Angst vor weiterem Abbau, Trauer über verlorene Fähigkeiten, Frustration über die Inkonsistenz des Gedächtnisses und die soziale Isolation, die kognitive Herausforderungen oft begleitet, sind keine peripheren Anliegen. Sie sind zentral für die Erfahrung, mit kognitiver Beeinträchtigung zu leben, und sie sind Gesundheitsdimensionen, die Stuhl-Tai-Chi neben den neurologischen anspricht.

Die beruhigende, rhythmische Qualität regelmäßiger Praxis reduziert Angst und Unruhe in kognitiv beeinträchtigten Bevölkerungsgruppen, einschließlich derer mit mittelschwerer Demenz, konsequent. Das körperliche Engagement bietet an Tagen, an denen Gedächtnis und Kognition unzuverlässig sind, eine zuverlässige Quelle verkörperten Wohlbefindens. Und die soziale Erfahrung des gemeinsamen Übens mit einer Pflegeperson, einem Familienmitglied oder einer Gruppe bietet die Art positiver relationaler Einbindung, die Neurowissenschaftler heute als einen der wirkungsvollsten Schutzfaktoren gegen kognitiven Verfall erkennen, der älteren Erwachsenen zur Verfügung steht.

Eine Pflegeperson, deren Ehemann mit frühem Alzheimer diagnostiziert wurde, begann dreimal wöchentlich morgens als gemeinsame Aktivität neben ihm Stuhl-Tai-Chi zu praktizieren. Sie berichtete, dass sich seine Unruhe am späten Vormittag, ein häufiges Symptom bei frühem Alzheimer, an Übungstagen innerhalb von zwei Monaten spürbar reduziert hatte. Sein Neurologe bemerkte, dass sein Engagement und seine Reaktionsfähigkeit bei Terminen sichtbar anders waren. Sie führte die Praxis fort und beschrieb sie als den beständig positivsten Teil ihres gemeinsamen Tages.

**Praktische Hinweise für Pflegepersonen und Familienmitglieder**

Wenn Sie einen Senior mit kognitiven Herausforderungen durch dieses Programm unterstützen, helfen Ihnen die folgenden Grundsätze, die Praxis nachhaltig und wirklich vorteilhaft zu gestalten:

- **Halten Sie jede Einheit in der Struktur identisch.** Das Eröffnungsatem-Einchecken, dieselben zwei oder drei Bewegungen und die abschließende

Visualisierung, in derselben Reihenfolge, jedes Mal. Vorhersehbarkeit ist für jemanden mit kognitiver Beeinträchtigung keine Eintönigkeit. Es ist Sicherheit.

- **Verwenden Sie ruhige, konsistente verbale Hinweise.** Langsam sprechen, für jede Einheit dieselben Worte für dieselben Bewegungen verwenden und nach Anweisungen längere Pausen einlegen. Die kognitive Verarbeitungsgeschwindigkeit ist bei Beeinträchtigung reduziert, und die Praxis sollte sich nie gehetzt anfühlen.

- **Folgen Sie dem Rhythmus der Person bei der Dauer.** Zehn Minuten ist eine Orientierung, keine Regel. Manche Einheiten werden vier Minuten dauern. Manche, an besonders guten Tagen, können sich auf fünfzehn Minuten ausdehnen. Engagement und Komfort das Tempo setzen lassen, nicht die Uhr.

- **Jede Einheit feiern.** Nicht die Leistung, nicht die korrekte Form, nicht messbare Verbesserung. Einfach das Erscheinen, das Atmen und das gemeinsame Bewegen. Das ist der ganze Punkt, und es ist mehr als genug.

# Kapitel 10: Ihre Reise mit Stuhl-Tai-Chi fortsetzen

Sie haben das Vier-Wochen-Programm abgeschlossen. Die Bewegungen, die neu waren, sind jetzt bekannt. Die Gewohnheit, die fragil war, ist nun etabliert. Der Körper, der vor vier Wochen zu dieser Praxis kam, ist nicht ganz derselbe Körper, der bei diesem letzten Kapitel angekommen ist.

Was als Nächstes kommt, liegt ganz bei Ihnen zu bestimmen. Dieses Kapitel bietet Orientierung für den weiteren Weg, konkret, praktisch und geerdet in demselben Respekt dafür, wo Sie tatsächlich stehen, der jede Seite dieses Buches geleitet hat.

## 10.1 Tai Chi in den Alltag integrieren

**Vom Programm zur Praxis**

Der wichtigste Übergang auf jeder Wellness-Reise ist der von einem strukturierten Programm zu einer organischen, selbst geführten Praxis. Programme haben Anfänge und Enden. Praktiken nicht. Eine Praxis ist einfach etwas, das Sie tun, weil es Teil Ihrer Lebensweise ist, so natürlich und bedingungslos wie Essen oder Schlafen.

Dorthin zu gelangen erfordert einen Wandel in Ihrer Denkweise über Stuhl-Tai-Chi. Anstatt etwas, das Sie dreißig Tage lang tun und dann bewerten, wird es zu etwas, das Sie so machen, wie Sie Ihren Morgentee trinken oder sonntagnachmittags einen Freund anrufen, gewohnheitsmäßig, bequem, ohne jedes Mal entscheiden zu müssen, es zu tun.

Die folgenden praktischen Strategien helfen Ihnen, diesen Übergang zu vollziehen.

**An eine bestehende Gewohnheit ankern.** Die zuverlässigste Methode, ein neues Verhalten aufrechtzuerhalten, ist es, an eines zu binden, das bereits automatisch ist. Stuhl-Tai-Chi direkt nach dem Morgenkaffee, oder direkt vor der Nachmittagsruhe, oder in den ersten zehn Minuten nach dem Abendessen üben. Die bestehende Gewohnheit die neue mitziehen lassen.

**Den Stuhl an seinem Platz lassen.** Der körperliche Hinweis Ihres Übungsstuhls an seinem vorgesehenen Platz ist ein stärkerer Motivator als jede Absicht. Wenn der Stuhl sichtbar und bereit ist, fühlt sich die Praxis zugänglich an. Wenn man ihn aufstellen muss, wird die Reibung der Vorbereitung zum Grund, nicht anzufangen.

**Die Bewegungen außerhalb der formalen Praxis nutzen.** Wolkenhände können an einem Esstisch geübt werden, während ein Wasserkocher siedet. Handgelenkskreise können während jeder Sitzruheperiode ausgeführt werden. Das Atem-und-Haltungs-Einchecken kann in jedem Moment des Tages genutzt werden, wenn Stress oder Unbehagen auftreten. Tai Chi ist nicht nur eine Praxis, die man in einer dedizierten Einheit ausführt. Es ist ein Bewegungs- und Atemvokabular, das durch das gesamte Gewebe Ihres Tages gewebt werden kann.

**Ein Minimum festlegen.** An schwierigen Tagen, wenn Energie gering ist oder die Motivation vorübergehend zurückgegangen ist, sich auf ein Minimum von drei Minuten statt der vollen zehn verpflichten. Drei Minuten Atmen und einfache Armbewegungen sind nicht die vollständige Praxis, aber sie erhalten die neurologische Gewohnheit und halten die Kette aufeinanderfolgender Übungstage ungebrochen. Häufiger als nicht führen drei Minuten zu zehn.

## 10.2 Motiviert bleiben

### Die ehrliche Realität langfristiger Praxis

Niemand pflegt eine Praxis über Wochen und Monate und Jahre mit gleichem Enthusiasmus. Motivation schwankt. Das Leben greift ein. Es wird Tage geben, an denen zehn Minuten zu viel erscheinen, Wochen, in denen Krankheit, Reisen oder schwierige Umstände die Routine unterbrechen, und Momente, in denen man sich ehrlich nicht erinnern kann, warum man angefangen hat.

Das sind keine Charakterversagen. Das sind die normalen Rhythmen eines menschlichen Lebens. Die Seniorinnen und Senioren, die Stuhl-Tai-Chi jahrelang aufrechterhalten, sind nicht diejenigen, die sich konsequent motiviert fühlen. Sie sind diejenigen, die praktische Strategien entwickelt haben, um zur Praxis zurückzukehren, nachdem sie pausiert wurde, ohne Selbstkritik und ohne das Bedürfnis, von vorne anzufangen.

**Die Praxis mit einem einfachen Tagebuch verfolgen.** Ein kleines Notizheft, das neben dem Übungsstuhl aufbewahrt wird und für nichts weiter als ein Datum und einen Satz nach jeder Einheit verwendet wird, "Steif gefühlt, aber fertig gemacht" oder "Gute Einheit, Schulter heute lockerer", erzeugt einen sichtbaren Anstrengungsnachweis, der mit der Zeit wirklich motivierend wird. Dreißig oder sechzig Einträge zurückzublicken und die angehäufte Konsequenz zu sehen, ist motivierender als jede externe Ermutigung.

**Mit anderen verbinden.** Stuhl-Tai-Chi-Kurse sind in den meisten Gemeinden durch Seniorenzentren, Sportvereine, Freizeitbehörden und viele Krankenhaus-Wellness-Programme verfügbar. Mit anderen zu üben fügt soziale Verbindung, Verantwortlichkeit und das besondere Vergnügen des synchronen Bewegens mit anderen Menschen hinzu, eine Erfahrung, die messbare Erhöhungen des Bindungshormons Oxytocin erzeugt und den Übungsspaß und die -bindung erheblich verbessert.

**Nicht-Leistungsgewinne feiern.** Ein Gewinn in dieser Praxis ist kein neuer Flexibilitätsrekord oder eine beeindruckend gehaltene Balance-Haltung. Ein Gewinn ist das Erscheinen an einem Tag, an dem man keine Lust hatte. Ein Gewinn ist das Bemerken, besser geschlafen zu haben. Ein Gewinn ist der Kommentar eines Familienmitglieds, dass man in letzter Zeit entspannter wirke. Diese ehren. Sie sind die eigentliche Währung des Fortschritts im Stuhl-Tai-Chi.

**Die Praxis periodisch auffrischen.** Nach mehreren Monaten, wenn die Praxis zu routinemäßig zu werden beginnt, eine neue Bewegung oder Sequenz hinzufügen, ein anderes Tai-Chi-Video online erkunden, einen Gemeinschaftskurs besuchen oder ein frühes Kapitel dieses Buches mit frischen Augen wiederaufsuchen. Die Praxis hat mehr Tiefe, als jedes Programm vollständig abdecken kann. Es gibt innerhalb ihr immer irgendwo Neues zu entdecken.

Eine 78-jährige Frau, die seit vier Jahren Stuhl-Tai-Chi praktiziert, sagte mir kürzlich, die Praxis sei in ihren eigenen Worten "das Zuverlässigste in meinem Leben" geworden. Nicht weil sie immer angenehm war, sondern weil sie immer da war, zugänglich, urteilsfrei und wirklich responsiv gegenüber ihrem Befinden an einem beliebigen Tag. Sie hatte Wochen wegen Krankheit versäumt, Monate ohne formalen Stuhl gereist und Perioden der Trauer durchgemacht, in denen jede körperliche Praxis sinnlos erschien. Jedes Mal, wenn sie zurückkehrte, empfing sie die Praxis genau so, wie sie war, und gab ihr nach und nach die Beständigkeit zurück, auf die sie sich verlassen hatte.

## 10.3 Fortschritt verfolgen und Meilensteine feiern

### Fortschritt sichtbar machen

Fortschritt im Stuhl-Tai-Chi ist oft allmählich genug, dass er von innen der Erfahrung schwer wahrnehmbar sein kann. Das liegt teilweise daran, dass die Praxis einen dort begegnet, wo man ist, und sich von dort aus verbessert, so dass sich die Ausgangslinie mit der Verbesserung verschiebt und die Lücke zwischen aktueller und vergangener Kapazität unsichtbar wird. Den Fortschritt zu verfolgen erzeugt den externen Nachweis, der die Lücke wieder sichtbar macht und die Ermutigung bietet, die subjektive Erfahrung manchmal nicht leisten kann.

Der folgende einfache Tracking-Ansatz erfordert keine speziellen Werkzeuge, nur das kleine Tagebuch aus dem vorherigen Abschnitt.

**Wöchentliche körperliche Notizen.** Am Ende jeder Woche zwei Minuten nehmen, um drei kurze Beobachtungen über körperliche Veränderungen zu schreiben. Etwas bemerken, das sich leichter anfühlt als in der Woche zuvor. Eine Bewegung notieren, die sich im Bewegungsradius oder in der Flüssigkeit verbessert hat. Einen Bereich chronischen Unbehagens notieren, der sich verändert hat, entweder verringert oder einfach besser handhabbar geworden.

**Monatliche Mobilitätschecks.** Einmal im Monat die folgenden einfachen Selbstbeurteilungen durchführen und die Ergebnisse notieren. Wie hoch kann man die Arme ohne Beschwerden heben? Wie weit kann man den Kopf auf jede Seite drehen? Wie viele Sekunden kann man die Goldener-Hahn-Position auf jeder Seite halten? Kann man die Hände in der sitzenden Vorwärtsbeugung weiter nach vorne strecken als letzten Monat? Das sind keine Wettbewerbe. Es sind Bezugspunkte, die unsichtbaren Fortschritt sichtbar machen.

**Aufeinanderfolgende Übungstagsverfolgung.** Jeden Übungstag in einem einfachen Kalender markieren. Das visuelle Muster aufeinanderfolgend markierter Tage ist einer der wirkungsvollsten verfügbaren Motivatoren, und das starke Verlangen, eine einmal etablierte Serie nicht zu unterbrechen, ist ein gut dokumentiertes psychologisches Phänomen, das zuverlässig zugunsten konsequenter Praxis wirkt.

**Meilensteine feiern.** Spezifische Meilensteine mit echter Anerkennung markieren. Das Vier-Wochen-Programm abzuschließen ist ein Meilenstein, der es wert ist, gefeiert zu werden. Dreißig aufeinanderfolgende Übungstage zu erreichen ist eine bedeutende Leistung. Eine spezifische körperliche Verbesserung zu bemerken, die ganze Nacht zum ersten Mal seit Monaten durchzuschlafen, ohne Hüftschmerzen zum Briefkasten zu gehen, sich ohne Steifheit über die Schulter umzublicken, das sind die Meilensteine, die am meisten zählen, und sie verdienen es, mit der gleichen Wärme anerkannt zu werden, die man einem Freund anbieten würde, der etwas Bedeutungsvolles geleistet hat.

Denn sie sind bedeutungsvoll. Das Engagement, das Sie in diesen vier Wochen für Ihre eigene Gesundheit und Ihr Wohlbefinden gezeigt haben, ist ein Akt echter Selbstachtung. Die Verbesserungen, die Sie erarbeitet haben, sind die ehrliche Antwort des Körpers auf diesen Respekt.

### Die Praxis setzt sich fort

Es gibt noch eine letzte Sache, die es wert ist, gesagt zu werden, während dieses Buch sich seinem Ende nähert.

Stuhl-Tai-Chi wird in verschiedenen Formen seit Jahrhunderten praktiziert. Die Prinzipien, auf denen es aufgebaut ist, die Koordination von Atem und Bewegung, die Kultivierung verwurzelter Aufmerksamkeit, das Verständnis, dass langsam nicht dasselbe wie schwach und sanft nicht dasselbe wie unwirksam ist, sind keine Trends oder vorübergehende Wellness-Lösungen. Sie sind tiefe, bewährte, kulturübergreifende Wahrheiten darüber, was der menschliche Körper und Geist brauchen, um über die gesamte Länge eines Lebens gut zu funktionieren.

Sie haben vier Wochen damit verbracht, die Oberfläche von etwas wirklich Altem und wirklich Lebendigem zu berühren. Die Praxis ist am Ende dieses Buches nicht vollständig. In der Tai-Chi-Tradition ist die Praxis nie vollständig. Sie vertieft sich einfach, Einheit für Einheit, Jahr für Jahr, solange man für sie erscheint.

Erscheinen Sie. Bewegen Sie sich sanft. Atmen Sie vollständig. Die Praxis wird den Rest tun.

# Eine kleine Bitte

Wenn dieses Buch für Sie einen Unterschied gemacht hat, auch in kleiner Weise, würden Sie erwägen, eine ehrliche Rezension auf Amazon oder über die Website zu hinterlassen, über die Sie dieses Buch erhalten haben?

Als unabhängiger Autor habe ich nicht das Marketingbudget großer Verlage. Rezensionen sind der Weg, durch den Leser Bücher wie dieses entdecken. Ihr Feedback hilft wirklich dabei, diese Arbeit andere zu erreichen, die sie möglicherweise brauchen.

Es dauert nur eine Minute, und Ihre ehrlichen Gedanken, ob positiv oder kritisch, werden aufrichtig geschätzt.

Hinterlassen Sie Ihre Bewertung, indem Sie den untenstehenden QR-Code mit Ihrer Handykamera scannen.

Danke fürs Lesen und für Ihre Unterstützung.

# Abschlussbemerkung

Es gibt etwas, das es wert ist, benannt zu werden, bevor Sie dieses Buch schließen und es ins Regal oder auf den Beistelltisch stellen, wo immer es in diesen vergangenen Wochen neben Ihrem Übungsstuhl gelebt hat.

Die meisten Menschen, die ein Gesundheits- und Wellness-Buch aufschlagen, lesen das erste Kapitel, fühlen sich wirklich motiviert, beabsichtigen zurückzukehren und tun es nie. Das haben Sie nicht getan. Sie sind erschienen. Tag für Tag, in einem Stuhl in welchem Zimmer auch immer Sie gewählt haben, mit welchem Körper auch immer Sie an einem beliebigen Morgen ankamen, haben Sie sich bewegt. Sie haben geatmet. Sie haben aufgepasst. Das ist keine Kleinigkeit. In einer Welt, die das Dramatische und Extreme belohnt, sind zehn stille Minuten sanfter, absichtsvoller Bewegung täglich ein leise radikaler Akt.

Stuhl-Tai-Chi verspricht keine Transformation über Nacht. Das hat es nie. Was es verspricht, und was Jahrhunderte der Praxis und Jahrzehnte moderner Forschung bestätigt haben, ist dies: konsequente, sanfte, achtsame Bewegung verändert den Körper. Es verändert das Nervensystem. Mit der Zeit verändert es die Art und Weise, wie Sie Ihr Leben bewohnen.

Vielleicht haben Sie dieses Programm begonnen, weil Ihre Balance unsicher war, oder Ihre Gelenke morgens schmerzten, oder Ihr Geist sich trüber anfühlte als früher. Vielleicht haben Sie begonnen, weil jemand, dem Sie vertrauen, es empfohlen hat, oder weil etwas in Kapitel 1 sich auf eine Weise wahr anfühlte, die Sie ausprobieren wollte. Was auch immer Sie hierher gebracht hat, Sie sind geblieben. Und das ist von Bedeutung.

Was Sie über diese zehn Kapitel aufgebaut haben, ist nicht nur ein Vier-Wochen-Übungsprogramm. Sie haben ein Bewegungs Vokabular aufgebaut, das jetzt Ihnen gehört. Die Armschwünge, die Wolkenhände, der Goldene-Hahn-Stand, der langsame koordinierte Atem, der jede Geste begleitet, diese sind Ihres. Sie leben in Ihrem Körper. Sie werden leichter zurückzukehren sein, als sie zu lernen waren, denn das Nervensystem hält, was es geübt hat, selbst durch Wochen der

Abwesenheit, selbst durch Krankheit oder Reisen oder die Unterbrechungen, die das Leben ohne Erlaubnis mit sich bringt.

Die Praxis erfordert nicht, dass Sie sich wohl fühlen. Sie erfordert nicht, dass Sie schmerzfrei oder stark oder flexibel oder sicher sind. Sie erfordert nur, dass Sie sich setzen, einen Atemzug nehmen und beginnen. Alles andere folgt daraus.

In der Tai-Chi-Tradition gibt es ein Konzept namens Anfängergeist, das Verständnis, dass die erfahrensten Praktizierenden ihre Praxis mit derselben Offenheit und Neugier angehen wie jemand, der es zum allerersten Mal tut. Nicht weil sie nichts gelernt haben, sondern weil sie verstehen, dass die Praxis immer tiefer ist als der Ort, an dem sie sich aktuell darin befinden. Es gibt immer mehr zu entdecken im nächsten Atemzug, in der nächsten Bewegung, in den nächsten stillen zehn Minuten.

Sie sind nicht fertig. Sie beginnen.

Der Stuhl ist bereit. Der Atem ist verfügbar. Die Praxis wartet, genau dort, wo Sie sie gelassen haben.

Kommen Sie morgen zurück.

*Mit Dankbarkeit für den Mut, der nötig ist, um für sich selbst zu sorgen,*

*Ihr Stuhl-Tai-Chi-Instruktor*

# Danksagungen

Ein Buch über die Praxis des gemeinsamen Bewegens konnte nicht alleine geschrieben werden.

Mein tiefster Dank gilt den Hunderten von Schülerinnen und Schülern, die ich das Privileg hatte, über fünfzehn Jahre hinweg in Gemeindezentren, Rehabilitationseinrichtungen und Seniorenheimen zu unterrichten. Sie haben mir unendlich mehr beigebracht, als ich Ihnen beigebracht habe. Ihre Belastbarkeit, Ihr Humor, Ihre Bereitschaft, in den herausforderndsten Phasen Ihres Lebens etwas Neues auszuprobieren, haben jedes Wort dieses Programms geprägt. Dieses Buch existiert wegen dem, was Sie mir gezeigt haben, was möglich ist.

Den Physiotherapeutinnen und -therapeuten, Ergotherapeutinnen und -therapeuten, geriatrischen Ärzten und Gesundheitsfachleuten, die großzügig ihr klinisches Fachwissen geteilt und dieser Praxis genug vertraut haben, um sie ihren Patienten zu empfehlen: Ihre Zusammenarbeit hat dieses Programm sicherer, tiefer und wirkungsvoller gemacht, als es ohne Sie je hätte sein können.

Der globalen Tai-Chi-Gemeinschaft, deren Hingabe diese Kunst über Generationen bewahrt hat: Dieses Buch steht mit Respekt auf Ihren Schultern.

Meinen Kollegen im Bereich der Senioren Wellness, die während dieses gesamten Prozesses Ermutigung angeboten haben: Ihre Unterstützung spiegelt sich auf jeder Seite wider.

Meinen eigenen Lehrern, die mir diese Bewegungen zuerst in die Hände gelegt haben: Ich trage Ihren Unterricht immer mit mir.

Danke. Ihnen allen.

— Xian Ming

# Über den Autor

**Xian Ming** ist ein zertifizierter Tai-Chi- und Qi-Gong-Instruktor mit einer lebenslangen Hingabe an einen Zweck: älteren Erwachsenen zu helfen, sich besser zu bewegen, freier zu leben und mit Zuversicht und Würde zu altern.

Über fünfzehn Jahre Praxis haben Xian in Gemeindezentren, Rentnergemeinschaften und Rehabilitationseinrichtungen geführt, wo direkt mit Seniorinnen und Senioren gearbeitet wurde, die Arthritis, chronische Schmerzen, Balance-Herausforderungen, Angst und leichten kognitiven Abbau bewältigten. Diese Tiefe realer Erfahrung prägt jede Seite dieses Buches.

Xian arbeitet in enger Zusammenarbeit mit Physiotherapeutinnen und -therapeuten, Ergotherapeutinnen und -therapeuten sowie geriatrischen Gesundheitsfachleuten, um sicherzustellen, dass jedes Bewegungsprogramm die höchsten Standards der Sicherheit und klinischen Relevanz für ältere Erwachsene erfüllt. Dieser interdisziplinäre Ansatz hat Xians stuhlbasierte Tai-Chi- und Qi-Gong-Programme zu den vertrauenswürdigsten in Senioren Wellness-Einrichtungen gemacht.

Aber jenseits der Zertifikate ist es etwas Einfacheres, das Xians Unterricht definiert: ein echtes Vertrauen, dass jeder Körper, in jedem Alter, eine Praxis verdient, die ihm mit Geduld, Respekt und Fürsorge begegnet.

# Bonus: Der 10-Minuten-Tages Schnellreferenz Führer

Fühlen Sie sich frei, diese Seiten zu fotokopieren oder auszudrucken, ein Foto davon mit Ihrem Smartphone zu machen oder das Buch einfach aufgeschlagen neben Ihrem Stuhl auszulegen. Auf diese Weise können Sie Ihre täglichen 10-Minuten-Einheiten ohne Unterbrechung durchfließen, ohne jemals die Konzentration unterbrechen zu müssen, um Seiten umzublättern.

## Anleitung zur Nutzung dieses Leitfadens (Schnellstart-Regel)

Um die besten Ergebnisse zu erzielen – bessere Balance, weniger Steifheit und ein klarerer Geist – ist Konsequenz entscheidend. Hier ist Ihre einfache Übersichtsplan:

- Häufigkeit: 5 Tage pro Woche. Sie müssen nicht jeden Tag üben.
- Ruhetage: 2 freie Tage. Nehmen Sie diese, wann immer Ihr Körper eine Pause braucht (zum Beispiel am Wochenende pausieren oder jeden dritten Tag ausruhen). Hören Sie auf Ihre Gelenke.
- Dauer: 10 Minuten am Tag. Nicht hetzen. Wenn Sie langsam bewegen und es 12 Minuten dauert, ist das perfekt.
- Beste Übungszeit: Spätvormittag (9:00–11:00 Uhr). Dies erlaubt Ihrem Körper, die Morgensteifheit abzuschütteln, bevor Sie müde werden. *(Wenn Sie abends bevorzugen, 1 Stunde vor dem Schlafengehen üben, um zur Ruhe zu kommen.)*
- Wiederholungen: Die unten aufgeführten Zahlen (z.B. „4 bis 6 Zyklen, Kreise usw.") sind nur Vorschläge. Wenn sich 3 für die Bewegung genug anfühlen, dann bei 3 aufhören. Niemals durch Schmerzen hindurchdrücken.

**Woche 1: Sanfte Einführung in die Bewegungen**

**Vorbereitung (1 Minute)**

- Sitzen Sie auf Ihrem Stuhl nach vorne geneigt, Füße flach auf dem Boden, hüftbreit auseinander.
- Finden Sie Ihre Haltung: Wirbelsäule aufrecht, Schultern gesenkt, Hände im Schoß ruhend.
- Nehmen Sie 3 langsame, tiefe Bauchatmungen (durch die Nase einatmen, durch den Mund ausatmen).

**1. Das Aufwärmen (3 Minuten)**

| Bewegung | Aktion | Visuelle Referenz |
| --- | --- | --- |
| | | *Kinn zur Brust* |
| **Nackenrollen** | 2 langsame Halbkreise in jede Richtung (nur vorwärts). | *Rechtes Ohr zur rechten Schulter* |
| | | *Linkes Ohr zur linken Schulter* |

| Bewegung | Aktion | Visuelle Referenz |
|---|---|---|
| | | 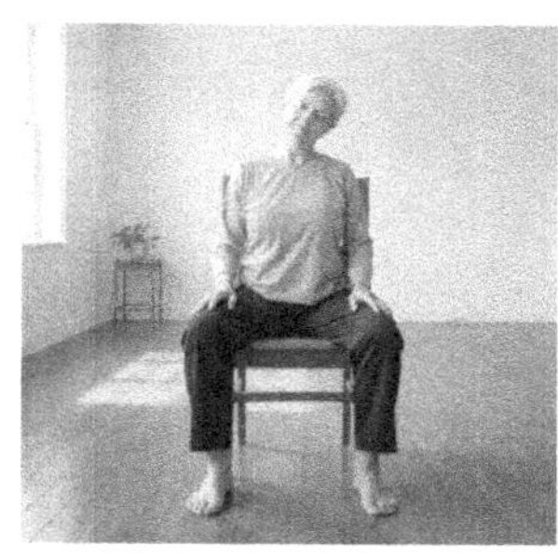<br>*Schultern hoch* |
| **Schulterrollen** | 3 bis 4 langsame Kreise rückwärts, dann 3 bis 4 langsame Kreise vorwärts. | 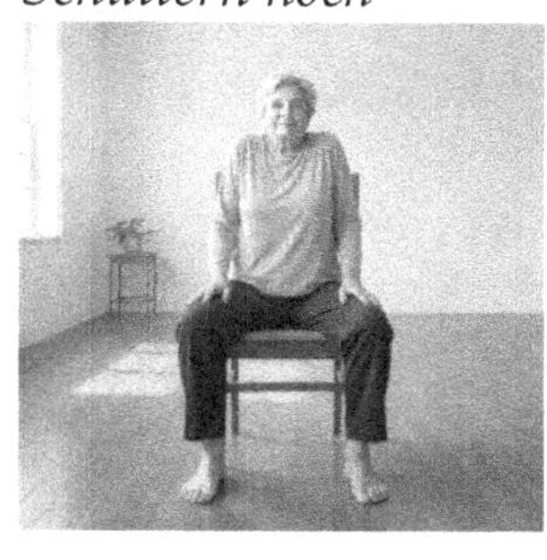<br>*Schultern rollen zurück/runter* |
| | | 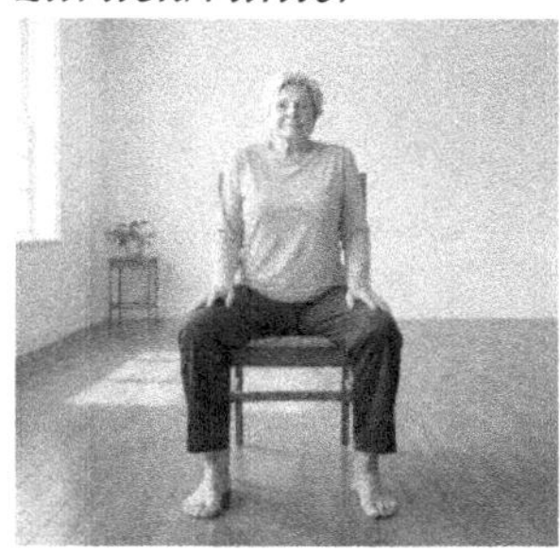<br>*Handgelenke nach unten gebeugt* |
| **Handgelenksbeugen und -kreisen** | 5 bis 6 Beugen (runter und hoch), dann 5 Kreise in jede Richtung. | 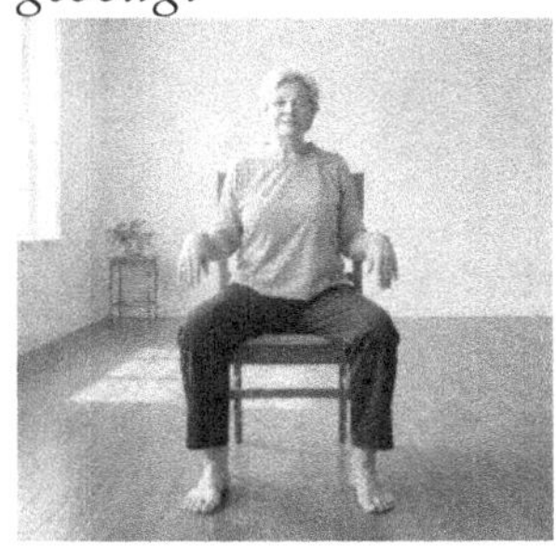<br>*Handgelenke nach oben gebeugt* |

| Bewegung | Aktion | Visuelle Referenz |
|---|---|---|

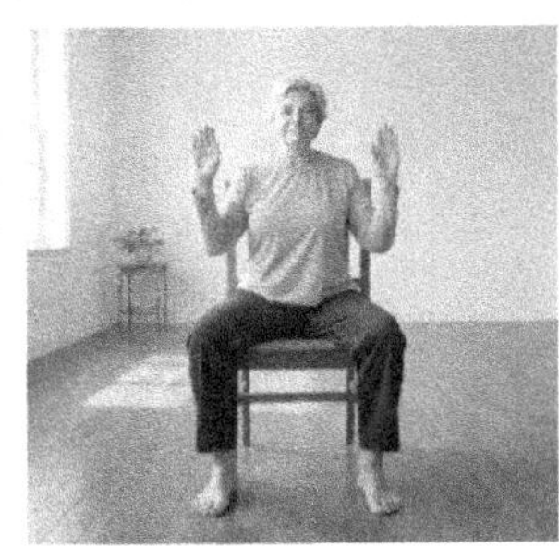

*Handgelenkskreise*

## 2. Die Kernbewegungen (5 Minuten)

| Bewegung | Aktion | Visuelle Referenz |
|---|---|---|
| **Grundlegende Atmung** | Eine Hand auf die Brust, eine auf den Bauch legen. 5 bis 6 tiefe Atemzyklen, Bauch steigen und fallen lassen. | *(Kein Bild nötig – Hände auf Brust und Bauch konzentrieren)* |
| **Sanfte Armschwünge** | 4 bis 6 vollständige Zyklen. **Einatmen:** Arme schweben hoch. **Ausatmen:** Arme schweben runter. | *Einatmen – Arme schweben vorwärts/hoch* 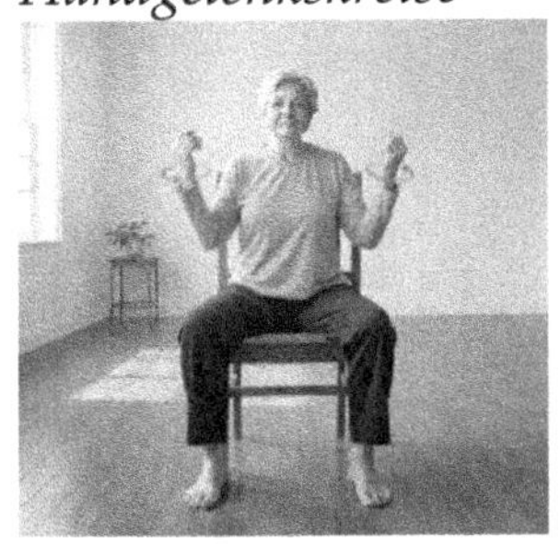 |

| **Bewegung** | **Aktion** | **Visuelle Referenz** |
|---|---|---|

*Ausatmen – Arme schweben runter*

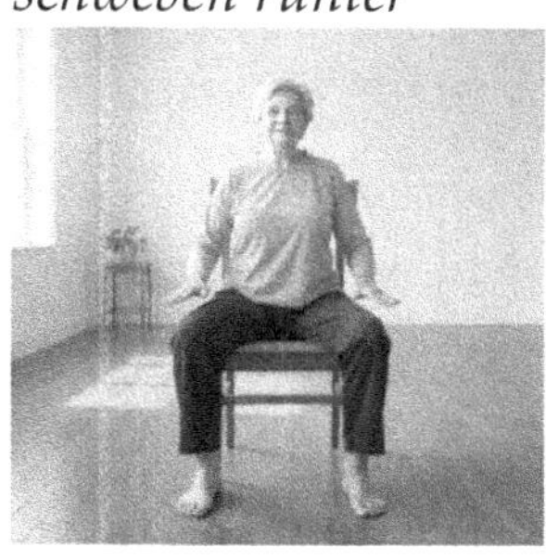

*Ausatmen – Vorwärts falten*

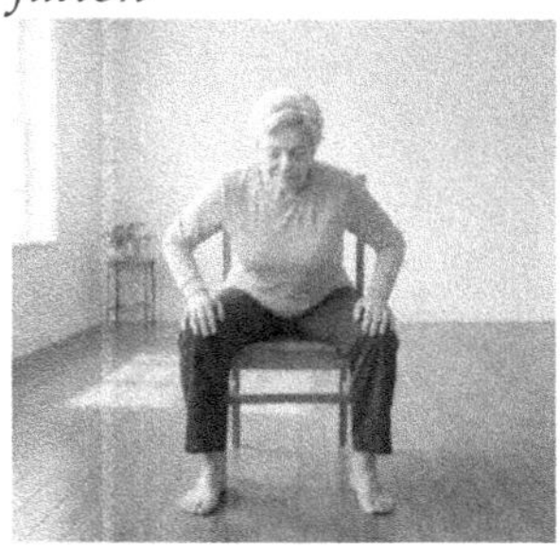

**Sitzende Vorwärtsbeugungen**

3 bis 4 langsame, sanfte Beugungen. Vor dem Vorwärtsbeugen tief einatmen. **Ausatmen:** vorwärts falten. **Einatmen:** wieder aufrichten.

*Einatmen – Aufrichten*

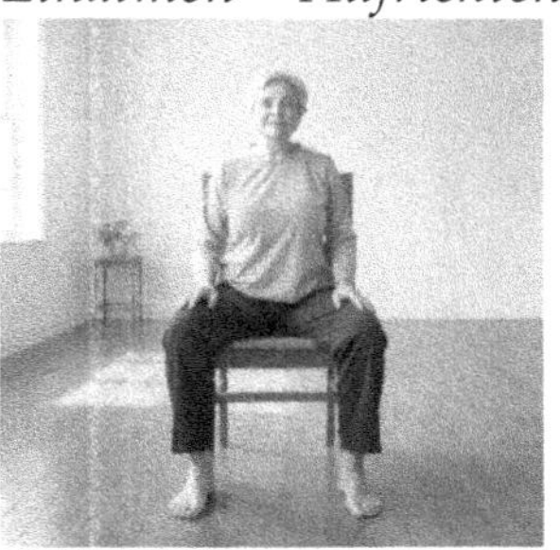

## Das Abschließen (1 Minute)

- Hände im Schoß ruhen lassen. 30 bis 60 Sekunden still sitzen.
- Bemerken, wie sich der Körper anfühlt. Einen letzten tiefen Atemzug nehmen, bevor man langsam aufsteht.

# Woche 2: Mobilität und Flexibilität steigern

## Vorbereitung und Aufwärmen (2 Minuten)

- **Vorbereitung:** Aufrecht sitzen, Füße flach, Wirbelsäule verlängert. 3 langsame, tiefe Bauchatmungen nehmen.
- **Aufwärmen:** Kurze Nackenrollen, Schulterrollen und Handgelenkskreise aus Woche 1 ausführen, um die Gelenke zu lockern.

## Die Kernbewegungen (7 Minuten)

| Bewegung | Aktion | Visuelle Referenz |
|---|---|---|
| **Sitzende Sanfte Drehungen** | 3 bis 4 Drehungen pro Seite (links und rechts). Tief einatmen, bevor die Rotation beginnt. **Ausatmen:** sanft nach links drehen. **Einatmen:** zur Mitte zurückkehren. **Ausatmen:** sanft nach rechts drehen. **Einatmen:** zur Mitte zurückkehren. | *Ausatmen – Nach links drehen* *Einatmen – In die Mitte zurückgekehrt* |
| **Atem und Strecken** | 4 bis 6 abwechselnde Zyklen. **Einatmen:** Arme hoch und rüber strecken. **Ausatmen:** Arme runterziehen. | *Einatmen – Arme nach oben und rüber strecken* |

| Bewegung | Aktion | Visuelle Referenz |
|---|---|---|

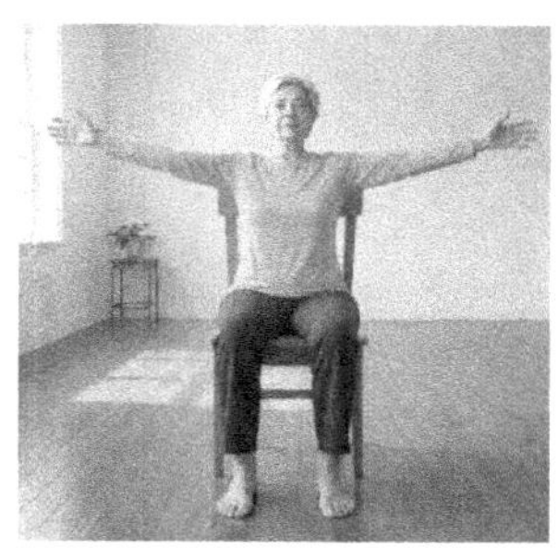

*Ausatmen – Arme einwärts über die Brust ziehen*

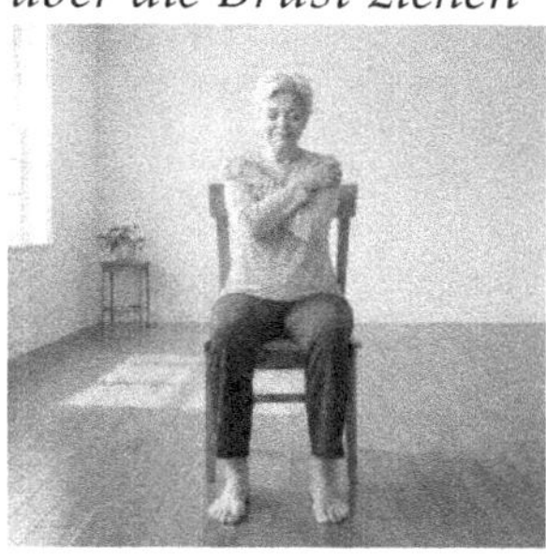

*Einatmen – Rechtes Bein gestreckt*

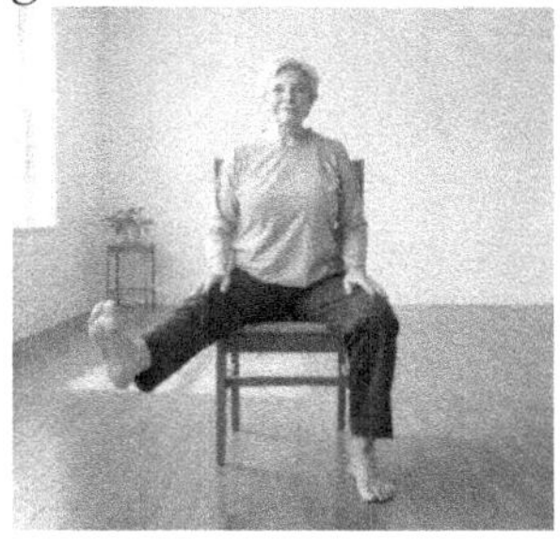

**Sitzende Beinhübe** — 3 bis 5 Zyklen, Seiten wechselnd (rechts und links). **Einatmen:** Bein strecken. **Ausatmen:** Fuß senken.

*Ausatmen – Rechtes Bein gesenkt*

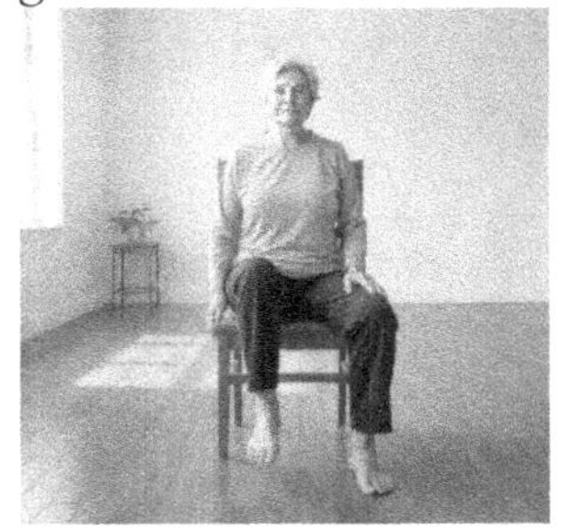

| Bewegung | Aktion | Visuelle Referenz |
|---|---|---|
| | | *Rechtes Knie in einem kleinen, langsamen Kreis gehoben*<br>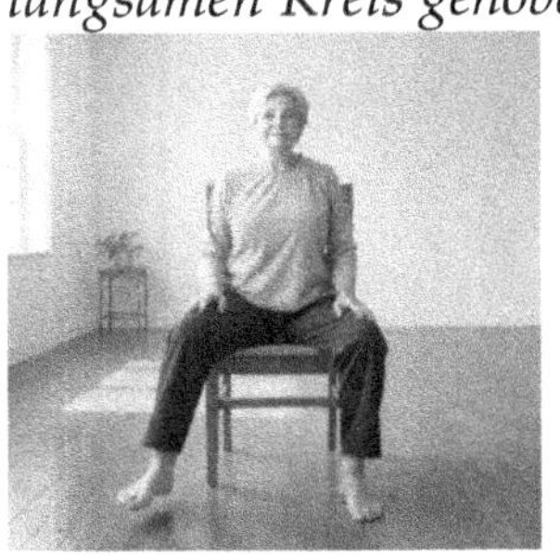 |
| **Sitzende Hüftkreise** | 3 bis 4 langsame Rotationen in jede Richtung auf jeder Seite (rechts und links). | *Rechtes Knie kreist*<br>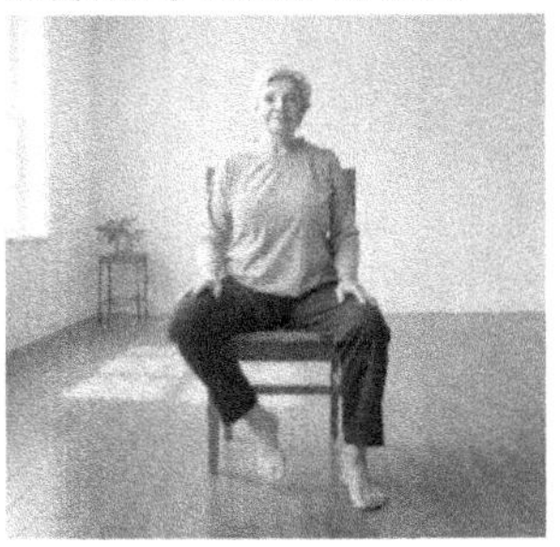 |
| | | *Einatmen – Nach rechts verlagern*<br>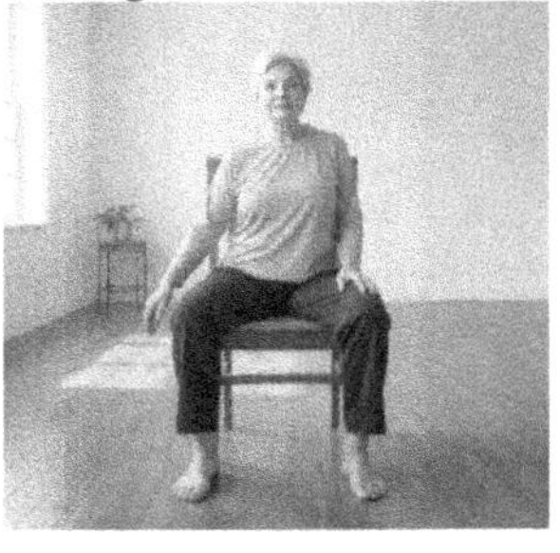 |
| **Langsames Seite-zu-Seite** | 4 bis 6 vollständige Seite-zu-Seite-Zyklen.<br>**Einatmen:** nach rechts verlagern.<br>**Ausatmen:** zur Mitte zurückkehren.<br>**Einatmen:** nach links verlagern. | *Ausatmen – Zur Mitte zurückkehren*<br>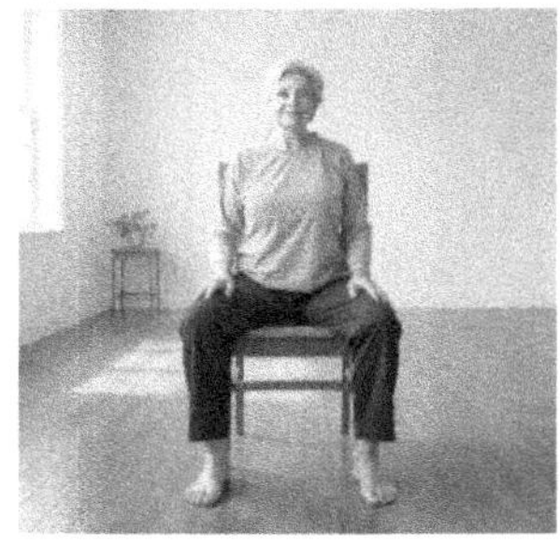 |

| Bewegung | Aktion | Visuelle Referenz |
|---|---|---|

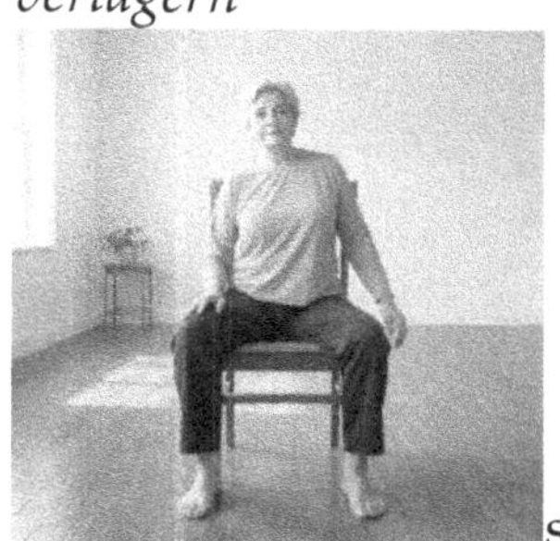



*Einatmen – Nach links verlagern*

## Das Abschließen (1 Minute)

- Zur neutralen Haltung zurückkehren. Hände im Schoß ruhend.
- Augen sanft schließen für 30 bis 60 Sekunden. Die neue Durchblutung in Beinen und Wirbelsäule bemerken. Natürlich atmen, bevor man aufsteht.

## Woche 3: Kräftigung und Koordination

## Vorbereitung und Aufwärmen (2 Minuten)

- **Vorbereitung:** Aufrecht sitzen, Füße flach, Wirbelsäule verlängert. 3 langsame, tiefe Bauchatmungen nehmen.
- **Aufwärmen:** Das standardmäßige Aufwärmen aus Woche 1 ausführen (Nacken, Schultern, Handgelenke).

## Die Kernbewegungen (7 Minuten)

| Bewegung | Aktion | Visuelle Referenz |
|---|---|---|
| **Sitzende Wolkenhände** | 6 bis 8 vollständige kontinuierliche Zyklen (3 bis 4 Drehungen pro | *Einatmen – Rechte Hand hoch / Rechtsdrehung* |

| **Bewegung** | **Aktion** | **Visuelle Referenz** |
|---|---|---|

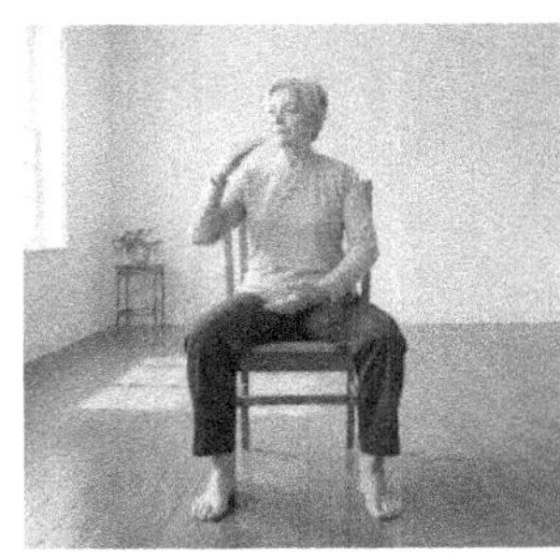

Seite – rechts und links). Die Taille die Arme drehen lassen.

*Ausatmen – Linke Hand hoch / Linksdrehung*

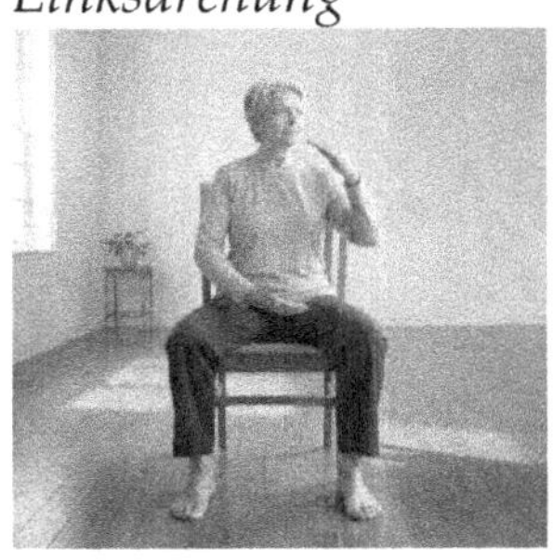

*Einatmen – Rechtes Knie hoch, linker Arm nach vorne*

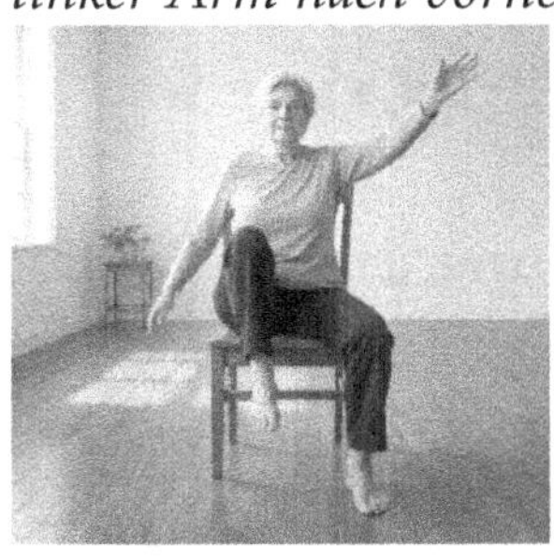

**Kniehübe und Striche**

4 bis 6 wechselnde Zyklen.
**Einatmen:** Rechtes Knie heben und linken Arm nach vorne führen.
**Ausatmen:** Linkes Knie heben und rechten Arm nach vorne führen.

*Ausatmen – Linkes Knie hoch, rechter Arm nach vorne*

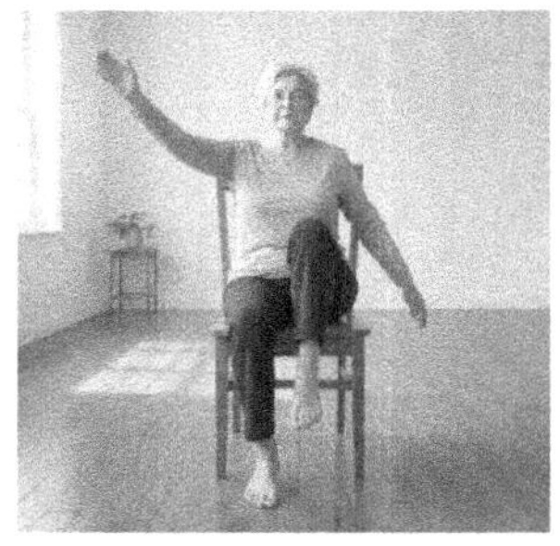

| Bewegung | Aktion | Visuelle Referenz |
|---|---|---|
| **Goldener-Hahn-Stand** | 3 bis 4 Haltungen pro Seite. Pause und auf der anderen Seite wiederholen.<br>**Einatmen:** Rechten Arm und rechtes Knie heben.<br>**Ausatmen:** Rechten Arm und Knie senken. | *Einatmen – Rechten Arm/Knie heben*<br>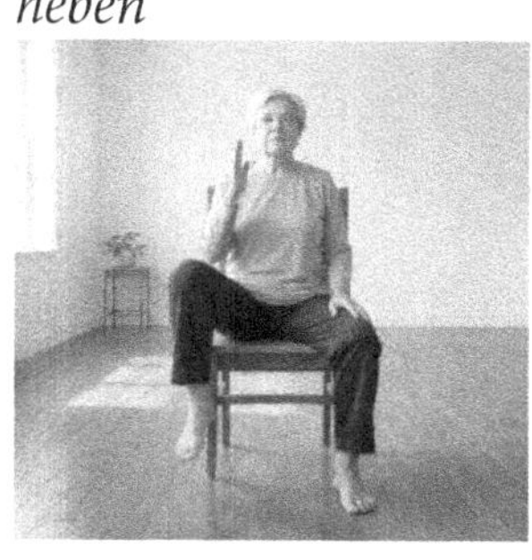<br>*Einatmen – Linken Arm/Knie heben*<br>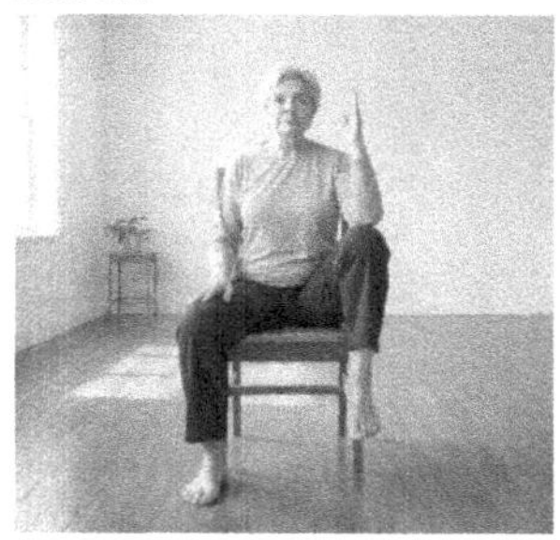 |
| **Stuhl-Tai-Chi Knie-Bürsten** | 3 bis 4 Zyklen pro Seite.<br>**Einatmen:** Eine Hand hinter das Ohr heben, gegenüberliegende Hand ruht auf dem Oberschenkel.<br>**Ausatmen:** Eine Hand über das Knie bürsten, während die andere Hand nach vorne gedrückt wird. | *Einatmen – Rechte Hand hinter rechtes Ohr*<br>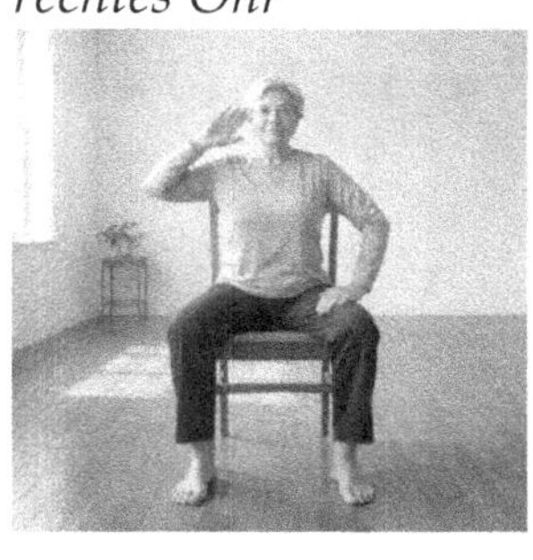<br>*Linke Hand bürstet rechtes Knie*<br>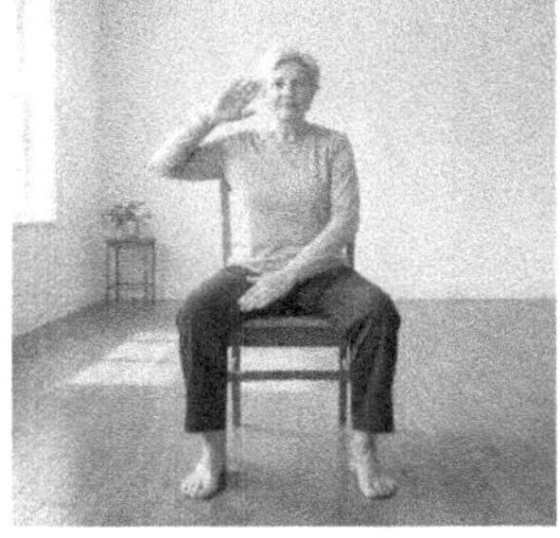 |

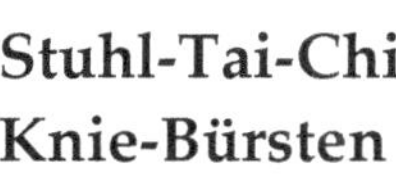

| Bewegung | Aktion | Visuelle Referenz |
|---|---|---|
| | | *Ausatmen – Rechte Hand nach vorne / Linke Hand vollständig über rechtes Knie gebürstet* |

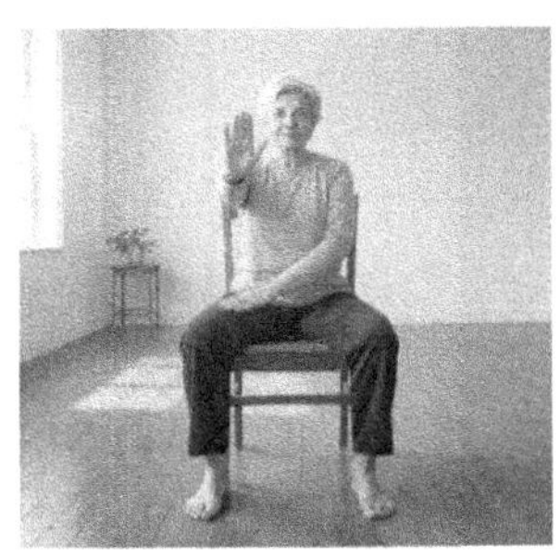

## Das Abschließen (1 Minute)

- Hände schwer auf den Oberschenkeln ruhen lassen.
- 30 bis 60 Sekunden in Stille sitzen. Die Koordination und Wärme beobachten, die im Körper entstanden ist. Einen tiefen reinigenden Atemzug nehmen.

## Woche 4: Fluss und geistiger Fokus

## Vorbereitung und Aufwärmen (2 Minuten)

- **Vorbereitung:** Aufrecht sitzen, Füße flach, Wirbelsäule verlängert.
- **Aufwärmen:** Standard-Aufwärmen aus Woche 1 ausführen (Nacken-, Schulter- und Handgelenksrollen).

## Der Kernfluss (7 Minuten)

| Bewegung | Aktion | Visuelle Referenz |
|---|---|---|
| **Beinstreckungen mit Fluss** | 8 bis 10 kontinuierliche, wechselnde Zyklen. | *Einatmen – Rechtes Bein streckt sich aus und kehrt langsam zurück* |

| Bewegung | Aktion | Visuelle Referenz |
|---|---|---|
| | **Einatmen:** Rechtes Bein streckt sich aus und kehrt langsam zurück.<br>**Ausatmen:** Linkes Bein beginnt die Streckung – *kein Pausieren.* | 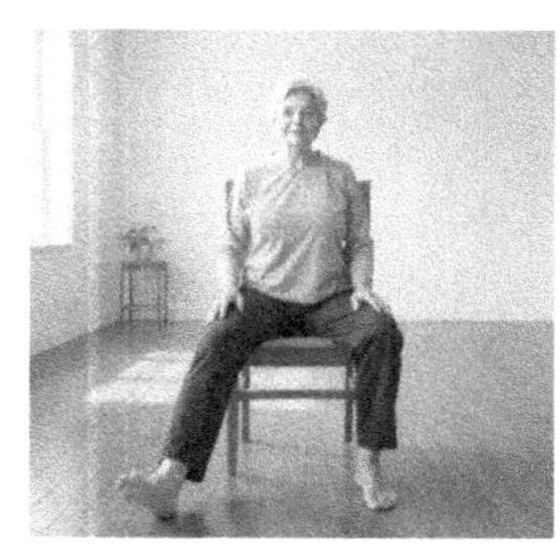<br>*Ausatmen – Linkes Bein beginnt Streckung – kein Pausieren* |
| **Tai-Chi-Drückbewegungen** | 4 bis 6 vollständige 3-direktionale Zyklen.<br>**Einatmen:** Hände in Ruhe.<br>**Ausatmen:** Hand nach vorne drücken.<br>**Einatmen:** Drehen und Handgelenke aufwärts heben.<br>**Ausatmen:** Drehen und nach unten drücken. | 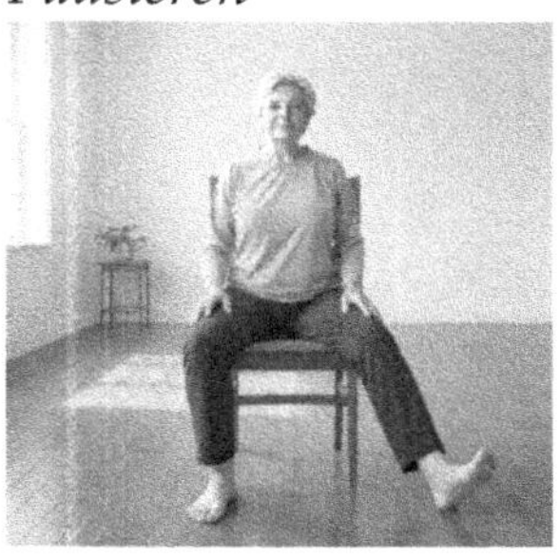<br>*Einatmen – Hände in Ruhe*<br>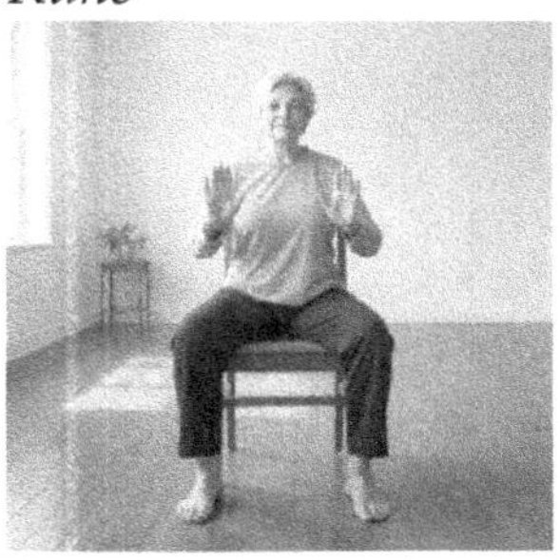<br>*Nach vorne drücken*<br>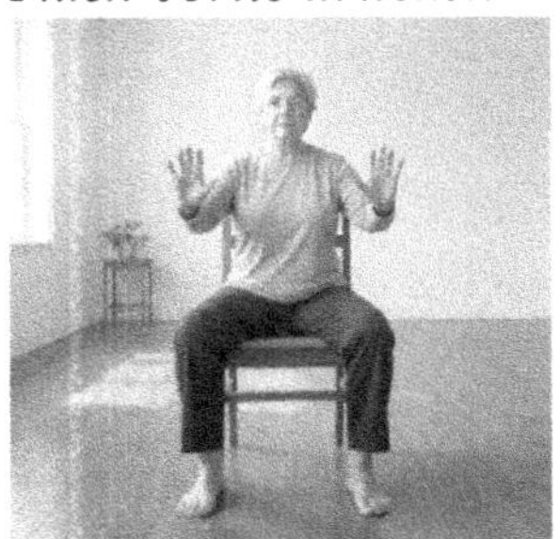 |

| Bewegung | Aktion | Visuelle Referenz |
| --- | --- | --- |
| | | *Einatmen – Drehen und Handgelenke aufwärts heben* 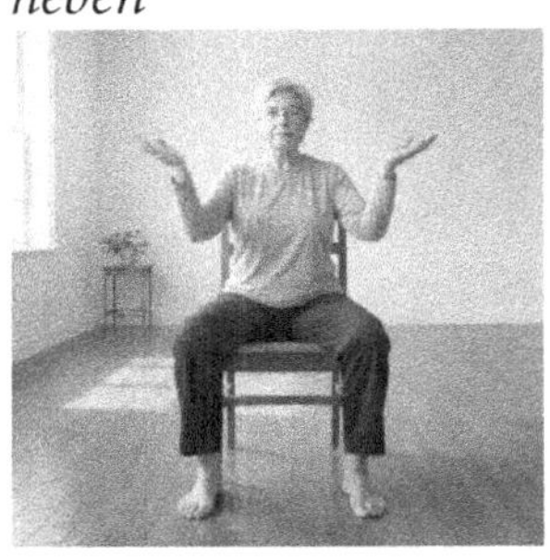 *Ausatmen – Drehen und Handgelenke nach unten drücken* 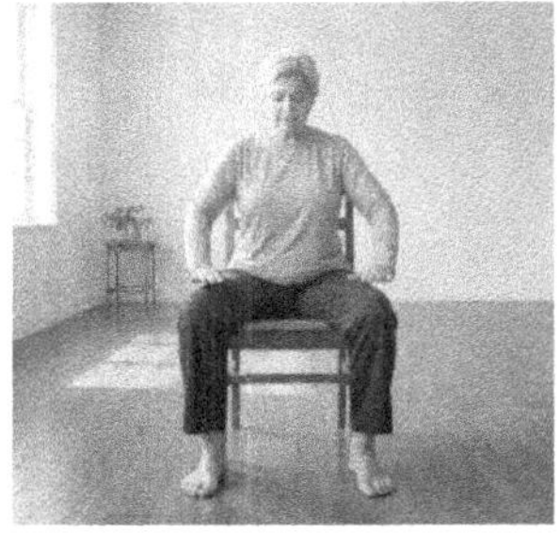 |
| **Sitzende Wolkenhände + „Warmer Fluss"** | 6 bis 8 kontinuierliche Zyklen ausführen und sich dabei vorstellen, dass die Hände sich langsam durch einen warmen Fluss bewegen. Den sanften Widerstand die Bewegung auf natürliche Weise verlangsamen lassen. | *(Wolkenhände-Bilder aus Woche 3 als mentale Referenz verwenden)* |

## Das Abschließen (1 Minute)

- Zu einer vollkommen stillen, sitzenden Haltung zurückkehren.
- 30 bis 60 Sekunden über die gewählte Visualisierung reflektieren. Die Stille im Geist und die Leichtigkeit in den Gelenken bemerken.

- Die Zeit anerkennen, die man sich heute geschenkt hat. Langsam und bewusst aufstehen.